呼吸系统疾病
诊疗与中医辨证

主编 姜伟洲 朱 慧 周佃新 姚玉强

上海交通大學出版社
SHANGHAI JIAO TONG UNIVERSITY PRESS

内容提要

本书共7章，系统地阐述了呼吸系统的感染性疾病、气道阻塞性疾病、间质性肺疾病、通气调节功能障碍性疾病、呼吸系统急危重症，以及呼吸系统疾病的中医治疗和中西医结合治疗。本书基本涵盖了呼吸系统临床常见病与多发病，针对这些疾病，详细阐述了其病因、发病机制、临床表现、诊断、鉴别诊断及临床具体治疗措施。本书内容翔实，覆盖面广，及时地反映了现代呼吸病学的新理论和新技术，同时展示了呼吸系统领域的许多临床宝贵经验，适用于呼吸系统相关专业临床医师学习和参考。

图书在版编目（CIP）数据

呼吸系统疾病诊疗与中医辨证 / 姜伟洲等主编. --
上海 ：上海交通大学出版社，2023.10
　ISBN 978-7-313-29131-8

　Ⅰ．①呼… Ⅱ．①姜… Ⅲ．①呼吸系统疾病－诊疗②
呼吸系统疾病－辨证论治 Ⅳ．①R56②R259.6

　中国国家版本馆CIP数据核字（2023）第134952号

呼吸系统疾病诊疗与中医辨证
HUXI XITONG JIBING ZHENLIAO YU ZHONGYI BIANZHENG

主　　编：姜伟洲　朱　慧　周佃新　姚玉强
出版发行：上海交通大学出版社
邮政编码：200030
印　　制：广东虎彩云印刷有限公司
开　　本：710mm×1000mm　1/16
字　　数：226千字
版　　次：2023年10月第1版
书　　号：ISBN 978-7-313-29131-8
定　　价：198.00元

地　　址：上海市番禺路951号
电　　话：021-64071208

经　　销：全国新华书店
印　　张：13
插　　页：2
印　　次：2023年10月第1次印刷

编 委 会

主　编

姜伟洲（山东省潍坊市中医院）

朱　慧（山东省鱼台县人民医院）

周佃新（山东省滨州市惠民县魏集镇卫生院）

姚玉强（山东省潍坊市中医院）

副主编

许蕴怡（广东省广州市胸科医院）

王　陆（山东省金乡县人民医院）

周　建（山东省菏泽市牡丹区高庄镇中心卫生院）

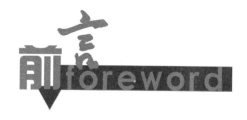

前言 foreword

　　呼吸系统疾病是危害我国人民健康的常见病与多发病,是致死和致残的主要原因之一。近年来,各种新理论、新设备、新技术的不断涌现,使得临床医学取得了突飞猛进的发展,对呼吸系统疾病的认识和研究也跃上了一个新的台阶,大大地提高了呼吸系统疾病的诊断率与治愈率,解决了许多以往无法克服的难题。同时,随着国人对疾病危害的认知度不断提升,越来越重视自己的健康发展,对我国的医疗服务水平提出了更高的要求。

　　为了适应当前临床医学的快速发展,培养一批具有扎实基础的临床呼吸专业医师,提高其疾病诊治水平,我们特邀请众多具有丰富临床诊治经验的专家编写了《呼吸系统疾病诊疗与中医辨证》一书。

　　本书将近年来呼吸系统领域的科研成果、研究进展和规范化诊疗策略进行梳理,系统地阐述了呼吸系统的感染性疾病、气道阻塞性疾病、间质性肺疾病、通气调节功能障碍性疾病、呼吸系统急危重症,同时本书对呼吸系统疾病的中医治疗和中西医结合治疗做出简要叙述。本书基本涵盖了呼吸系统临床常见病与多发病,针对这些疾病,详细阐述了其病因、发病机制、临床表现、诊断、鉴别诊断及临床具体治疗措施。本书内容翔实,覆盖面广,特别注重先进性、实用性、系统性、权威性及预见性,及时地反映了现代呼吸病学的新理论和新技术,同时展示了呼吸系统领域的许多临床宝贵经验。适用于呼吸系统相关专业临床医师学习和参考。

目前,对于呼吸系统疾病的研究仍处于发展阶段,知识理论也处于不断更新中;加之编者编写时间仓促,故书中可能存在疏漏与错误之处,敬请广大读者批评指正,以便将来再版时修订、补充和完善。

《呼吸系统疾病诊疗与中医辨证》编委会

2023 年 1 月

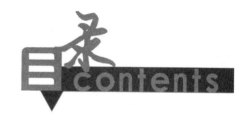

第一章　感染性疾病 ……………………………………………………………… (1)

　第一节　流行性感冒 …………………………………………………………… (1)

　第二节　急性上呼吸道感染 …………………………………………………… (9)

　第三节　急性气管-支气管炎 ………………………………………………… (14)

　第四节　慢性支气管炎 ……………………………………………………… (16)

第二章　气道阻塞性疾病 ……………………………………………………… (22)

　第一节　支气管哮喘 ………………………………………………………… (22)

　第二节　支气管扩张 ………………………………………………………… (48)

　第三节　上气道梗阻 ………………………………………………………… (53)

　第四节　肺不张 ……………………………………………………………… (58)

第三章　间质性肺疾病 ………………………………………………………… (66)

　第一节　外源性变应性肺泡炎 ……………………………………………… (66)

　第二节　肺泡蛋白沉着症 …………………………………………………… (78)

　第三节　韦格纳肉芽肿 ……………………………………………………… (86)

　第四节　特发性肺间质纤维化 ……………………………………………… (88)

第四章　通气调节功能障碍性疾病 …………………………………………… (97)

　第一节　重叠综合征 ………………………………………………………… (97)

　第二节　过度通气综合征 …………………………………………………… (100)

　第三节　高通气综合征 ……………………………………………………… (101)

　第四节　肥胖低通气综合征 ………………………………………………… (104)

第五章　呼吸系统急危重症 ………………………………………（107）

　　第一节　大咯血 ………………………………………………………（107）

　　第二节　肺栓塞 ………………………………………………………（113）

　　第三节　肺水肿 ………………………………………………………（126）

　　第四节　急性呼吸窘迫综合征 ………………………………………（133）

第六章　呼吸系统疾病的中医治疗 ………………………………（144）

　　第一节　急性上呼吸道感染的中医治疗 ……………………………（144）

　　第二节　急性气管-支气管炎的中医治疗 …………………………（153）

　　第三节　上气道咳嗽综合征的中医治疗 ……………………………（160）

第七章　呼吸系统疾病的中西医结合治疗 ………………………（170）

　　第一节　重症哮喘的中西医结合治疗 ………………………………（170）

　　第二节　支气管扩张的中西医结合治疗 ……………………………（174）

　　第三节　肺间质纤维化的中西医结合治疗 …………………………（185）

参考文献 ……………………………………………………………（200）

第一章

感染性疾病

第一节　流行性感冒

一、概述

流行性感冒（简称流感）是由流行性感冒病毒引起的急性呼吸道传染病，是人类面临的主要公共健康问题之一。1918 年，20 世纪第一次流感世界性大流行导致的死亡人数高达 2 000 万，比第一次世界大战死亡人数还多，以后流感陆续在 1957 年（H_2N_2）、1968 年（H_1N_1）、1977 年（H_1N_1）暴发大流行。而近年来禽流感病毒 H_5N_1 连续在亚洲多个国家造成人类感染，形成了对公共卫生的严重威胁，同时也一再提醒人们，一次新的流感大流行随时可能发生。

二、病原学与致病性

流感病毒呈多形性，其中球形直径为 80～120 nm，有囊膜。流感病毒属正黏病毒科，流感病毒属，基因组为分节段、单股、负链 RNA。根据病毒颗粒核蛋白（NP）和基质蛋白（M_1）抗原及其基因特性的不同，流感病毒分为甲、乙、丙 3 型。

甲型流感病毒基因组由 8 个节段的单链 RNA 组成，负责编码病毒所有结构蛋白和非结构蛋白。甲型流感病毒囊膜上有 3 种突起：H、N 和 M_2 蛋白，血凝素（H）和神经氨酸酶（N）为 2 种穿膜糖蛋白，它们突出于脂质包膜表面，分别与病毒吸附于敏感细胞和从受染细胞释放有关。第 3 种穿膜蛋白是 M_2 蛋白，这是一种离子通道蛋白，为病毒进入细胞后脱衣壳所必需。根据其表面 H 和 N 抗原的不同，甲型流感病毒又分成许多亚型。甲型流感病毒的血凝素共有 16 个亚型（$H_{1\sim16}$）。神经氨酸酶则有 9 个亚型（$N_{1\sim9}$）。所有 16 个亚型的血凝素和 9 个亚型的神经氨酸酶都在禽类中被检测出，但只有 H_1、H_2、H_3、H_5、H_7、H_9、N_1、N_2、N_3、N_7，可能还有 N_8 亚型引起人类流感流行。

流感病毒表面抗原特别是 H 抗原具有高度易变性，以此逃脱机体免疫系统对它的记忆、识别和清除。流感病毒抗原性变异形式有两种：抗原性飘移和抗原性转变。抗原性飘移主要是由于编码 H 或 N 蛋白基因点突变导致 H 或 N 蛋白分子上抗原位点氨基酸的替换，并由于人群选择压力使得小变异逐步积累。抗原性转变只发生于甲型流感病毒，当 2 种不同的甲型流感病毒同时感染同一宿主细胞时，其基因组的各节段可能会重新分配或组合，导致新的血凝素和（或）神经氨酸酶的出现，或者是 H、N 之间新的组合，从而产生一种新的甲型流感的亚型。

流感病毒在进入宿主细胞之后，其血凝素蛋白需先经宿主细胞的蛋白酶消化，成为 2 个由二硫键相连的多肽，这一过程与病毒的致病性密切相关。在人类呼吸道和禽类胃肠道中有一种胰酶样的蛋白酶能够酶切流感病毒的血凝素，因此流感病毒往往引起人类呼吸道感染和禽类胃肠道感染。宿主细胞表面对病毒血凝素的受体在人和禽类之间是不同的，因此通常多数禽流感病毒不感染人类，但是已经有越来越多的证据表明，某些禽流感病毒可越过种属界限而感染人类。当两种分别来源于人和禽的流感同时感染同一例患者时，或另一种可能的中间宿主猪（因为猪对禽流感和人流感都敏感，而且与禽类和人都可能有密切接触），2 种病毒就有可能在复制自身的过程中发生基因成分的交换，产生新的"杂交"病毒。由于人类对其缺乏免疫力，因此患者往往病情严重，病死率极高。

三、流行病学

流感传染源主要为流感患者和隐性感染者。人禽流感主要是患禽流感或携带禽流感病毒的鸡、鸭、鹅等家禽及其排泄物，特别是通过鸡引起的传播。流感病毒主要是通过空气飞沫和直接接触传播。人禽流感是否还可通过消化道或伤口传播，至今尚缺乏证据。人对流感病毒普遍易感，新生儿对流感及其病毒的敏感性与成年人相同。青少年发病率高，儿童病情较重。流感流行具有一定的季节性。我国北方常发生于冬季，而南方多发生在冬春两季，然而流感大流行可发生在任何季节。

根据发生特点不同流感可分为散发、暴发、流行和大流行。散发一般在非流行期间，病例在人群中呈散在零星分布，各病例在发病时间及地点上没有明显的联系。暴发是指一个集体或小地区在相当短时间内突然发生很多流感病例。流行是指在较大地区内流感发病率明显超出当地同期发病率水平,流感流行时发病率一般为5%～20%。大流行的发生是由于新亚型毒株出现,由于人群普遍缺乏免疫力,疾病传播迅速,流行范围超出国界和洲界,发病率可超过50%。世界性流感大流行通常间隔10年左右发生,常有2～3个波,通常第一波持续时间短,发病率高,第二波持续时间长,发病率低,有时还有第三波,第一波主要发生在城市和交通便利的地方,第二波主要发生在农村及交通闭塞地区。

四、临床表现

流感的潜伏期一般为1～3天。起病多急骤,症状变化较多,主要以全身中毒症状为主,呼吸道症状轻微或不明显。季节性流感多发于青少年,临床表现和轻重程度差异颇大,病死率通常不高,一般恢复快,不留后遗症,死者多为年迈体衰、年幼体弱或合并有慢性疾病的患者。最近在亚洲国家发生的人感染H_5N_1禽流感病毒有别于常见的季节性流感。感染后的临床症状往往比较严重,死亡率高达50%,并且常常累及多种器官。流感根据临床表现可分为单纯型、肺炎型、中毒型、胃肠型。

(一)单纯型

本型最为常见,先有畏寒或寒战,发热,继之全身不适、腰背发酸、四肢疼痛、头昏、头痛。大部分患者有轻重不同的打喷嚏、鼻塞、流涕、咽痛、干咳或伴有少量黏液痰,有时有胸骨后烧灼感、紧压感或疼痛。发热可高达39～40℃,一般持续2～3天渐降。部分患者可出现食欲缺乏、恶心、便秘等消化道症状。年老体弱的患者,症状消失后体力恢复慢,常感软弱无力、多汗,咳嗽可持续1～2周或更长。体格检查:患者可呈重病容,衰弱无力,面部潮红,皮肤上偶有类似麻疹、猩红热、荨麻疹样皮疹,软腭上有时有点状红斑,鼻咽部充血水肿。本型中较轻者病情似一般感冒,全身和呼吸道症状均不显著,病程仅1～2天,单从临床表现难以确诊。

(二)肺炎型

本型常发生在2岁以下的小儿,或原有慢性基础疾病,如二尖瓣狭窄、肺源性心脏病、免疫力低下及孕妇、年老体弱者。其特点是在发病后24小时内可出现高热、烦躁、呼吸困难、咳血痰和明显发绀。全肺可有呼吸音减低、湿啰音或哮鸣音,但无肺实变体征。胸部X线可见双肺广泛小结节性浸润,近肺门较多,肺周围较少。上述症状可进行性加重,抗生素治疗无效。病程1周至2月余,大部分患者可逐渐恢复,也可因呼吸循环衰竭在5～10天内死亡。

(三)中毒型

本型较少见。肺部体征不明显,具有全身血管系统和神经系统损害,有时可有脑炎或脑膜炎表现。临床表现为高热不退,神志昏迷,成人常有谵妄,儿童可发生抽搐。少数患者由于血管神经系统紊乱或肾上腺出血,可导致血压下降或休克。

(四)胃肠型

本型主要表现为恶心、呕吐和严重腹泻,病程 2～3 天,恢复迅速。

五、诊断

流感的诊断主要依据流行病学资料,并结合典型临床表现确定,但在流行初期,散发型或轻型的病例诊断比较困难,确诊往往需要实验室检查。流感常用的辅助检查方法主要如下:

(一)一般辅助检查

1.外周血常规

白细胞总数不高或偏低,淋巴细胞相对增加,重症患者多有白细胞总数及淋巴细胞下降。

2.胸部影像学检查

单纯型患者胸部 X 线检查可正常,但重症尤其是肺炎型患者胸部 X 线检查可显示单侧或双侧肺炎,少数可伴有胸腔积液等。

(二)流感病毒病原学检测及分型

流感病毒病原学检测及分型对确诊流感及与其他疾病如严重急性呼吸综合征(SARS)等鉴别十分重要,常用病毒学检测方法主要有以下几种。

1.病毒培养分离

病毒培养分离是诊断流感最常用和最可靠的方法之一。目前分离流感病毒主要应用马达犬肾细胞为宿主系统。培养过程中观察细胞病变效应,并可应用血清学试验来进行鉴定和分型。传统的培养方法对于流感病毒的检测因需要时间较长(一般需要 4～5 天),不利于早期诊断和治疗,因而近年来新出现了一种快速流感病毒实验室培养技术——离心培养技术,在流感病毒的快速培养分离上发挥了很大作用。离心培养法是在标本接种后进行长时间的低速离心,使标本中含病毒的颗粒在外力作用下被挤压吸附于培养细胞上,从而大大缩短了培养时间。

2.血清学诊断

血清学诊断主要是检测患者血清中的抗体水平,即用已知的流感病毒抗原来检测血清中的抗体,此法简便易行、结果可信。血清标本应包括急性期和恢复期双份血清。急性期血样应在发病后 7 天内采集,恢复期血样应在发病后 2～4 周采集。双份血清进行抗体测定,恢复期抗体滴度较急性期有 4 倍及以上升高,有助于确诊和回顾性诊断,单份血清一般不能用作诊断。

3.病毒抗原检测

对于病毒抗原的检测方法主要有两类:直接荧光抗体检测(direct fluorescent antibody test,DFA)和快速酶(光)免法。DFA 用抗流感病毒的单克隆抗体直接检测临床标本中的病毒抗原,应用亚型特异性的单抗能够快速和直接地检测标本中的病毒抗原,并且可以进一步进行病毒的分型,不仅可用于诊断,还可以用于流行病学的调查。

4.病毒核酸检测

以聚合酶链反应(polymerase chain reaction,PCR)技术为基础发展出了各种各样的病毒核酸检测方法,在流感病毒鉴定和分型方面发挥着越来越大的作用,不仅可以快速诊断流感,并且可以根据所分离病毒核酸序列的不同对病毒进行准确分型。常用的方法有核酸杂交、逆转录-聚合酶链反应、多重逆转录-聚合酶链反应、酶联免疫 PCR、实时定量 PCR、依赖性核酸序列扩增、荧光 PCR 等方法。

以上述各种检测方法为基础,很多生物制品公司开发出多种试剂盒供临床快速检测使用。近年来,应用基因芯片对流感病毒进行检测和分型是研究的一大热点,基因芯片灵敏度极高,并且可以同时检测多种病毒,尤其适用于流感多亚型、易变异的特点。目前多种基因芯片技术已应用到流感病毒的检测和分型中。

六、鉴别诊断

主要与除流感病毒以外的其他病毒、细菌等病原体引起的流感样疾病相鉴别。确诊需依据实验室检查,如病原体分离、血清学检查和核酸检测。

(一)普通感冒

普通感冒可由多种呼吸道病毒感染引起。除注意收集流行病学资料以外,通常流感全身症状比普通感冒重,而普通感冒呼吸道局部症状更突出。

(二)严重急性呼吸综合征

严重急性呼吸综合征(severe acute respiratory syndrome,SARS)是由 SARS 冠状病毒引起的一种具有明显传染性,可累及多个脏器、系统的特殊肺炎,临床上以发热、乏力、头痛、肌肉关节疼痛等全身症状和干咳、胸闷、呼吸困难等呼吸道症状为主要表现。临床表现类似肺炎型流感。根据流行病学史、临床症状和体征、一般实验室检查、胸部 X 线影像学变化,配合 SARS 病原学检测阳性,排除其他疾病后,可做出 SARS 的诊断。

(三)肺炎支原体感染

发热、头痛、肌肉疼痛等全身症状较流感轻,呛咳症状较明显,或伴少量黏痰。胸部 X 线检查可见两肺纹理增深,并发肺炎时可见肺部斑片状阴影等间质肺炎表现。痰及咽拭子标本分离肺炎支原体可确诊。血清学检查对诊断有一定帮助,核酸探针或 PCR 有助于早期快速诊断。

(四)衣原体感染

发热、头痛、肌肉疼痛等全身症状较流感轻,可引起鼻旁窦炎、咽喉炎、中耳炎、气管-支气管炎和肺炎。实验室检查可帮助鉴别诊断,包括病原体分离、血清学检查和 PCR 检测。

(五)嗜肺军团菌感染

夏秋季发病较多,并常与空调系统及水源污染有关。起病较急,有畏寒、发热、头痛等,全身症状较明显,呼吸道症状表现为咳嗽、黏痰、痰血、胸闷、气促,少数可发展为急性呼吸窘迫综合征(acute respiratory distress syndrome,ARDS);呼吸道以外的症状也常见,如腹泻、精神症状及心功能和肾功能障碍,胸部 X 线检查示炎症浸润影。呼吸道分泌物、痰、血培养阳性可确诊,但检出率低。对呼吸道分泌物用 DFA 检测抗原或用 PCR 检查核酸,对早期诊断有帮助。血清、尿间接免疫荧光抗体测定也具诊断意义。

七、治疗

隔离患者,流行期间对公共场所加强通风和空气消毒,避免传染他人。

合理应用对症治疗药物,可对症应用解热药、缓解鼻黏膜充血药物、止咳祛痰药物等。

尽早应用抗流感病毒药物治疗:抗流感病毒药物治疗只有早期(起病 1～2 天内)使用才能取得最佳疗效。抗流感病毒化学治疗药物现有离子通道 M_2 阻滞剂(表 1-1)和神经氨酸酶抑制剂两类,前者包括金刚烷胺和金刚乙胺;后者包括奥司他韦和扎那米韦。

表 1-1 金刚烷胺和金刚乙胺用法和剂量

药名	年龄（岁）			
	1～9	10～12	13～16	≥65
金刚烷胺	5 mg/(kg·d)（最高 150 mg/d）分 2 次	100 mg 每天 2 次	100 mg 每天 2 次	≤100 mg/d
金刚乙胺	不推荐使用	不推荐使用	100 mg 每天 2 次	100 mg 或 200 mg/d

（一）离子通道 M_2 阻滞剂

金刚烷胺和金刚乙胺。对甲型流感病毒有活性，能抑制其在细胞内的复制。在发病 24～48 小时内使用，可减轻发热和全身症状，减少病毒排出，防止病毒扩散。金刚烷胺在肌酐清除率≤50 mL/min 时酌情减少用量，并密切观察其不良反应，必要时停药。血透对金刚烷胺清除的影响不大。肌酐清除率＜10 mL/min 时金刚乙胺应减为 100 mg/d；对老年和肾功能减退患者应监测不良反应。不良反应：中枢神经系统有神经质、焦虑、注意力不集中和轻微头痛等，其发生率金刚烷胺高于金刚乙胺；胃肠道反应主要表现为恶心和呕吐。这些不良反应一般较轻，停药后大多可迅速消失。

（二）神经氨酸酶抑制剂

神经氨酸酶抑制剂对甲、乙两型流感病毒都是有效的，目前有 2 个品种，即奥司他韦和扎那米韦，我国临床目前只有奥司他韦。

（1）用法和剂量：奥司他韦为成人 75 mg，每天 2 次，连服 5 天，应在症状出现 2 天内开始用药。儿童用法见表 1-2，1 岁以内不推荐使用。扎那米韦为 6 岁以上儿童及成人剂量均为每次吸入 10 mg，每天 2 次，连用 5 天，应在症状出现 2 天内开始用药。6 岁以下儿童不推荐使用。

表 1-2 儿童奥司他韦用量

药名	体重（kg）			
	≤15	16～23	24～40	＞40
奥司他韦（mg）	30	45	60	75

（2）不良反应：奥司他韦不良反应少，一般为恶心、呕吐等消化道症状，也有腹痛、头痛、头晕、失眠、咳嗽、乏力等不良反应的报道。扎那米韦吸入后最常见的不良反应有头痛、恶心、咽部不适、眩晕、鼻出血等。个别哮喘和慢性阻塞性肺

疾病(chronic obstructive pulmonary disease,COPD)患者使用后可出现支气管痉挛和肺功能恶化。

(3)肾功能不全的患者无须调整扎那米韦的吸入剂量。对肌酐清除率<30 mL/min的患者,奥司他韦减量至 75 mg,每天 1 次。

需要注意的是:因神经氨酸酶抑制剂对甲、乙两型流感病毒均有效且耐药发生率低,不会引起支气管痉挛,而 M_2 阻滞剂都只对甲型流感病毒有效且在美国耐药率较高,因此美国目前推荐使用抗流感病毒药物仅有奥司他韦和扎那米韦,只有有证据表明流行的流感病毒对金刚烷胺或金刚乙胺敏感才用于治疗和预防流感。对于那些非卧床的流感患者,早期吸入扎那米韦或口服奥司他韦能够降低发生下呼吸道并发症的可能性。另外自 2004 年以来,绝大多数 H_5N_1 病毒株对神经氨酸酶抑制剂敏感,而对金刚烷胺类耐药,因此确诊为 H_5N_1 禽流感病毒感染的患者或疑似患者推荐用奥司他韦治疗。

(三)并发症治疗

肺炎型流感常见并且最重要的并发症为细菌的二重感染,尤其是细菌性肺炎。肺炎型流感尤其重症患者往往有严重呼吸窘迫、缺氧,严重者可发生急性呼吸窘迫综合征(ARDS),应给予患者氧疗,必要时行无创或有创机械通气治疗。对于中毒型或胃肠型流感患者,应注意纠正患者水电解质平衡,维持血流动力学稳定。

八、预防

隔离患者,流行期间对公共场所加强通风和空气消毒,切断传染链,终止流感流行。流行期间减少大型集会及集体活动,接触者应戴口罩。

目前接种流感病毒疫苗是当今预防流感疾病发生、流行的最有效手段。当疫苗和流行病毒抗原匹配良好时,流感疫苗在年龄<65 岁的健康人群中可预防70%~90%的疾病发生。由于免疫系统对接种疫苗需要 6~8 周才起反应,所以疫苗必须在流感季节到来之前接种,最佳时间为 10 月中旬至 11 月中旬。由于流感病毒抗原性变异较快,所以人类无法获得持久的免疫力,进行流感疫苗接种后人体可产生免疫力,但对新的变异病毒株无保护作用。因此,在每年流感疫苗生产之前,都要根据当时所流行病毒的抗原变化来调整疫苗的组成,以求最大的保护效果。

流感疫苗包括减毒活疫苗和灭活疫苗。至今对于病毒快速有效的减毒方法和准确的减毒标准仍存在许多不确定因素,因此减毒疫苗仍不能广泛应用。现在世界范围内广泛使用的流感病毒疫苗以纯化、多价的灭活疫苗为主。

美国疾病预防控制中心制订的流感疫苗和抗病毒剂使用指南推荐,每年接受一次流感疫苗接种的人员包括:学龄儿童;6个月至4岁的儿童;50岁以上的成年人;6个月至18岁的高危瑞氏综合征(因长期使用阿司匹林治疗)患者;将在流感季节怀孕的妇女;慢性肺炎(包括哮喘)患者;心脏血管(高血压除外)疾病患者,肾、肝、血液或代谢疾病(包括糖尿病)患者;免疫抑制人员;在某些条件下危及呼吸功能人员;居住在养老院的人员和其他慢性疾病患者的护理人员;卫生保健人员;接触年龄<5岁和年龄>50岁的健康人员和爱心志愿者(特别是接触小于6个月婴儿的人员);感染流感可引发严重并发症的人员。

流感疫苗接种的不良反应主要为注射部位疼痛,偶见发热和全身不适,大多可自行恢复。

应用抗流感病毒药物。明确或怀疑某部门流感暴发时,对所有非流感者和未进行疫苗接种的医务人员可给予金刚烷胺、金刚乙胺或奥司他韦进行预防性治疗,时间持续2周或流感暴发结束后1周。

第二节　急性上呼吸道感染

急性上呼吸道感染简称上感,是鼻腔、咽或喉部急性炎症的总称。常见病原体为病毒,仅少数由细菌引起。本病患者不分年龄、性别、职业和地区,某些病种具有传染性,有时可引起严重的并发症。

一、流行病学

本病全年均可发病,但冬春季节好发。主要通过含有病毒的飞沫传播,也可通过被污染的手和用具传染。多数为散发性,在气候突然变化时可引起局部或大范围的流行。由于病毒表面抗原易于发生变异,产生新的亚型,不同亚型之间无交叉免疫,因此不仅同一个人可在1年内多次罹患本病,而且间隔数年后易于引起较大范围的流行。

二、病因和发病机制

(一)病因

急性上呼吸道感染有70%～80%由病毒引起。其中主要包括流感病毒

(甲、乙、丙)、副流感病毒、呼吸道合胞病毒、腺病毒、鼻病毒、埃可病毒、柯萨奇病毒、麻疹病毒和风疹病毒等。细菌感染占20%～30%，以溶血性链球菌最为多见，其次为流感嗜血杆菌、肺炎链球菌和葡萄球菌等，偶见革兰阴性杆菌。

(二)诱因

各种可导致全身或呼吸道局部防御功能降低的原因，如受凉、淋雨、过度紧张或疲劳等均可诱发本病。

(三)发病机制

当机体或呼吸道局部防御功能降低时，原先存在于上呼吸道或从外界侵入的病毒和细菌迅速繁殖，引起本病。年老体弱者和儿童易患本病。

三、病理

可无明显病理学改变，也可出现上皮细胞破坏和少量单核细胞浸润。鼻腔和咽黏膜充血、水肿，有较多量浆液性及黏液性炎性渗出。继发细菌感染后，有中性粒细胞浸润和脓性分泌物。

四、临床表现

(一)普通感冒

普通感冒俗称"伤风"，又称急性鼻炎，以鼻咽部卡他症状为主要临床表现。成人多数由鼻病毒引起，也可由副流感病毒、呼吸道合胞病毒、埃可病毒、柯萨奇病毒等引起。

本病起病较急，初期有咽部干、痒或烧灼感，可有喷嚏、鼻塞、流清水样鼻涕等症状。2～3天后，鼻涕变稠，常伴咽痛、流泪、听力减退、味觉迟钝、咳嗽、声音嘶哑和呼吸不畅等上呼吸道症状。通常无全身症状和发热，有时可出现低热、轻度畏寒和头痛。体检时可见鼻黏膜充血、水肿，有分泌物，咽部轻度充血等。

(二)急性病毒性咽炎、喉炎

1.急性病毒性咽炎

多数由鼻病毒、腺病毒、流感病毒、副流感病毒、肠病毒或呼吸道合胞病毒等引起。临床主要表现为咽部发痒和灼热感，咳嗽少见。流感病毒和腺病毒感染时可有发热和乏力，咽部明显充血、水肿，颌下淋巴结肿痛；腺病毒感染时常常合并眼结膜炎；当有吞咽疼痛时，提示链球菌感染。

2.急性病毒性喉炎

本病常由鼻病毒、甲型流感病毒、副流感病毒或腺病毒等引起。临床特征为声音嘶哑、说话困难、咳嗽伴咽喉疼痛及发热等。体检时可见喉部水肿、充血、局部淋巴结轻度肿大伴触痛，有时可闻及喘鸣音。

(三)疱疹性咽峡炎

本病主要由柯萨奇病毒引起。临床表现为明显咽痛、发热，体检时可见咽部充血，软腭、悬雍垂、咽部和扁桃体表面有灰白色疱疹和浅表溃疡，周围有红晕。病程为1周左右。夏季好发，儿童多见，偶见于成人。

(四)咽结膜热

本病主要由腺病毒和柯萨奇病毒等引起。临床表现为发热、咽痛、畏光、流泪等；体检时可见咽部和结膜充血明显。病程为4～6天。夏季好发，儿童多见，在游泳者中易于传播。

(五)细菌性咽-扁桃体炎

本病主要由溶血性链球菌引起，也可由流感嗜血杆菌、肺炎链球菌、葡萄球菌等致病菌引起。临床特点为起病急、咽痛明显、畏寒、发热(体温可达39 ℃以上)等。体检时可见咽部充血明显，扁桃体肿大、充血、表面有脓性分泌物，颌下淋巴结肿大、压痛，肺部检查通常无异常发现。

五、并发症

本病如不及时治疗，易于并发急性鼻窦炎、中耳炎、气管炎-支气管炎或肺炎。少数患者可并发风湿病、肾小球肾炎和病毒性心肌炎等。

六、实验室和辅助检查

(一)外周血常规

病毒性感染时白细胞计数可正常或偏低，淋巴细胞比例升高；细菌性感染时，白细胞总数和中性粒细胞比例升高，出现核左移现象。

(二)病原学检查

一般情况下可不做。必要时可用免疫荧光法、酶联免疫吸附检测法、血清学诊断法或病毒分离和鉴定方法确定病毒的类型；细菌培养和药物敏感试验有助于对细菌感染的诊断和治疗。

七、诊断和鉴别诊断

(一)诊断

1.临床诊断

根据患者的病史、流行情况、鼻咽部的卡他和炎症症状及体征,结合外周血常规和胸部 X 线片检查结果等,可做出本病的临床诊断。

2.病因学诊断

借助于病毒分离、细菌培养或病毒血清学检查、免疫荧光法、酶联免疫吸附检测法和血凝抑制试验等,可确定病因学诊断。

(二)鉴别诊断

本病应与下列疾病相鉴别:

1.过敏性鼻炎

过敏性鼻炎临床症状与本病相似,易于混淆。过敏性鼻炎与本病不同之处包括:①起病急骤,可在数分钟内突然发生,亦可在数分钟至 2 小时内症状消失。②鼻腔发痒、频繁打喷嚏、流出多量清水样鼻涕。③发作与气温突变或与接触周围环境中的变应原有关。④鼻腔黏膜苍白、水肿,鼻分泌物涂片可见多量嗜酸性粒细胞。

2.流行性感冒

患者可有上呼吸道感染表现,但具有下列特点:①传染性强,常有较大范围的流行。②起病急,全身症状较重,有高热、全身酸痛和眼结膜炎。③鼻咽部炎症症状和体征较轻。④致病原是流感病毒,患者鼻洗液中黏膜上皮细胞的涂片标本,经过荧光标记的流感病毒免疫血清染色检查、核酸或病毒分离等可明确诊断。

3.急性传染病

麻疹、脊髓灰质炎、脑炎等急性传染病的早期常有上呼吸道症状,易与本病混淆。为了防止误诊和漏诊,对于在上述传染病流行季节和流行地区有上呼吸道感染症状的患者,应密切观察,进行必要的实验室检查。

八、治疗

对于呼吸道病毒感染目前尚无特效抗病毒药物,故本病的治疗以对症治疗和中医治疗为主。

(一)对症治疗

1.休息

发热、病情较重或年老体弱的患者应卧床休息,多饮水,保持室内空气流通,防止受寒。

2.解热镇痛

有头痛、发热、周身肌肉酸痛症状者,可酌情应用解热镇痛药如对乙酰氨基酚、阿司匹林、布洛芬等。

3.抗鼻塞

有鼻塞,鼻黏膜充血、水肿,咽痛等症状者,可应用盐酸伪麻黄碱等选择性收缩上呼吸道黏膜血管的药物,也可用1%麻黄碱滴鼻。

4.抗过敏

有频繁打喷嚏、多量流涕等症状的患者,可酌情选用马来酸氯苯那敏或苯海拉明等抗过敏药物。为了减轻这类药物引起的头晕、嗜睡等不良反应,宜在临睡前服用。

5.镇咳

对于咳嗽症状较为明显者,可给予右美沙芬、喷托维林等镇咳药。

鉴于本病患者常常同时存在上述多种症状,有人主张应用由上述数种药物组成的复方制剂,以方便服用,还可抵消其中有些药物的不良反应。为了避免抗过敏药物引起的嗜睡作用对患者白天工作和学习的影响,有一些复方抗感冒药物分为日片和夜片,仅在夜片中加入抗过敏药。

(二)病因治疗

1.抗病毒感染

抗病毒感染有一定的疗效。金刚烷胺及其衍生物甲基金刚烷胺可用于预防和治疗甲型流感病毒;吗啉胍对流感病毒、腺病毒和鼻病毒等有一定的疗效;广谱抗病毒药利巴韦林和奥司他韦对流感病毒、副流感病毒、呼吸道合胞病毒等RNA病毒和DNA病毒均有较强的抑制作用,早期使用可缩短病程。

2.抗细菌感染

如有细菌感染,可酌情选用适当的抗感染药物,如青霉素类、头孢菌素类、大环内酯类,在高水平青霉素耐药肺炎链球菌感染时可使用喹诺酮类(左氧氟沙星、莫西沙星、吉米沙星)等。对于单纯病毒感染者不宜应用抗菌药物。

(三)中医治疗

根据中医辨证施治的原则,应用中药治疗本病有一定疗效。正柴胡饮、小柴

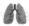

胡冲剂和板蓝根冲剂等在临床应用较为广泛。

九、预后和预防

(一)预后

多数上呼吸道感染的患者预后良好,但极少数年老体弱、有严重并发症的患者预后不良。

(二)预防

增强机体抵抗力是预防本病的主要方法。

1.避免发病诱因

包括避免与感冒患者的接触;避免受凉、淋雨;避免过度劳累等。

2.增强体质

坚持有规律的、适度的运动;坚持做耐寒锻炼等。

3.使用免疫调节药物和接种疫苗

对于经常、反复发生上呼吸道感染的患者,可酌情应用卡介苗素或黄芪口服液,有适应证者可注射呼吸道多价菌苗。

第三节 急性气管-支气管炎

急性气管-支气管炎是由生物、物理、化学刺激或过敏等因素引起的急性气管-支气管黏膜的急性炎症。多为散发,年老体弱者易感。临床上主要表现为咳嗽、咳痰,一般为自限性,最终可痊愈并恢复功能。

一、病因和发病机制

(一)感染

本病常发生于普通感冒或鼻、咽喉及气管、支气管的其他病毒感染之后,常伴有继发性细菌感染。引起急性支气管炎的病毒主要有腺病毒、冠状病毒、副流感病毒、呼吸道合胞病毒和单纯疱疹病毒,常见的细菌有流感嗜血杆菌、肺炎链球菌,支原体和衣原体也可引起急性感染性支气管炎。

(二)理化因素

各种粉尘、强酸、氨、某些挥发性有机溶剂、氯、硫化氢、二氧化硫及吸烟等均可刺激气管-支气管黏膜,导致其发生急性损伤和炎症反应。

(三)变态反应

常见的变应原包括花粉、有机粉尘、真菌孢子、动物皮毛等;寄生虫卵在肺内移行也可以引起气管-支气管急性炎症。

二、病理

早期气管、支气管黏膜充血,之后出现黏膜水肿,黏膜下层白细胞浸润,伴有上皮细胞损伤,腺体肥大增生。

三、临床表现

(一)症状

急性起病。开始时表现为干咳,但数小时或数天后出现少量黏痰,随后出现较多的黏液或黏液脓性痰,明显的脓痰则提示合并细菌感染。部分患者有烧灼样胸骨后痛,咳嗽时加重。患者一般全身症状较轻,可有发热。咳嗽、咳痰一般持续2~3周。少数患者病情迁延不愈,可演变成慢性支气管炎。

(二)体征

如无合并症,急性支气管炎几乎无肺部体征,少数患者可能闻及散在干、湿性啰音,部位不固定。持续存在的胸部局部体征则提示支气管肺炎的发生。

四、实验室和其他检查

血液白细胞计数多正常。由细菌感染引起者,则白细胞计数及中性粒细胞百分比增高,红细胞沉降率加快。痰培养可发现致病菌。胸部X线片常有肺纹理增强,也可无异常表现。

五、诊断

通常根据症状和体征,结合血常规和胸部X线片,可做出诊断。痰病毒和细菌检查有助于病因诊断。应注意与流行性感冒、急性上呼吸道感染进行鉴别。

六、治疗

(一)一般治疗

多休息,发热期间应鼓励患者饮水,一般应达到3~4 L/d。

(二)对症治疗

1.祛痰镇咳

咳嗽无痰或少痰的患者,可给予右美沙芬、喷托维林等镇咳药。有痰而不易咳出的患者,可选用盐酸氨溴索、溴己新化痰,也可进行雾化吸入。棕色合剂兼有镇咳和化痰两种作用,在临床上较为常用。也可选用中成药镇咳祛痰。

2.退热

发热可用解热镇痛药,如阿司匹林每次口服 0.3～0.6 g,3 次/天,必要时每 4 小时 1 次。或对乙酰氨基酚每次口服 0.5～1.0 g,3～4 次/天,1 天总量不超过 2 g。

3.抗菌药物治疗

抗生素只在有细菌感染时使用,可首选新大环内酯类或青霉素类,也可选用头孢菌素类或喹诺酮类。如症状持续、复发或病情异常严重时,应根据痰培养及药敏试验选择抗生素。

七、健康指导

增强体质,预防上呼吸道感染。治理空气污染,改善生活环境。

八、预后

绝大部分患者预后良好,少数患者可迁延不愈。

第四节 慢性支气管炎

慢性支气管炎是由于感染或非感染因素引起气管、支气管黏膜及其周围组织的慢性非特异性炎症。临床上以慢性咳嗽、咳痰或气喘为主要症状。疾病不断进展,可并发阻塞性肺气肿、肺源性心脏病,严重影响患者的身体健康。

一、病因和发病机制

病因尚未完全清楚,一般认为是多种因素长期相互作用的结果,这些因素可分为外因和内因两个方面。

(一)吸烟

大量研究证明吸烟与慢性支气管炎的发生有密切关系。吸烟时间越长,量越多,患病率也越高。戒烟可使症状减轻或消失,病情缓解,甚至痊愈。

(二)理化因素

包括刺激性烟雾、粉尘、大气污染(如二氧化硫、二氧化氮、氯气、臭氧等)的慢性刺激。这些有害气体的接触者慢性支气管炎患病率远较不接触者为高。

(三)感染因素

感染是慢性支气管炎发生、发展的重要因素,病毒感染以鼻病毒、黏液病毒、腺病毒和呼吸道合胞病毒为多见。细菌感染常继发于病毒感染之后,如肺炎链球菌、流感嗜血杆菌等。这些感染因素造成气管、支气管黏膜的损伤和慢性炎症。感染虽与慢性支气管炎的发病有密切关系,但目前尚无足够证据说明其为首发病因,只能认为其是慢性支气管炎加剧病变发展的重要因素。

(四)气候

慢性支气管炎发病及急性加重常见于冬天寒冷季节,尤其是在气候突然变化时。寒冷空气可以刺激腺体,增加黏液分泌,使纤毛运动减弱,黏膜血管收缩,有利于继发细菌感染。

(五)过敏因素

主要与喘息性支气管炎的发生有关。在患者痰液中嗜酸性粒细胞数量与组胺含量都有增高倾向,说明部分患者与过敏因素有关。尘埃、尘螨、细菌、真菌、寄生虫、花粉及化学气体等,都可以成为过敏因素而致病。

(六)呼吸道局部免疫功能减低及自主神经功能失调

为慢性支气管炎发病提供内在的条件。老年人常因呼吸道的免疫功能减退,免疫球蛋白的减少,呼吸道防御功能退化等导致患病率较高。副交感神经反应增高时,微弱刺激即可引起支气管收缩痉挛,分泌物增多,而产生咳嗽、咳痰、气喘等症状。

综上所述,当机体抵抗力减弱时,呼吸道在不同程度易感性的基础上,有一种或多种外因的存在,长期反复作用,可发展成为慢性支气管炎。如长期吸烟损害呼吸道黏膜,加上微生物的反复感染,可发生慢性支气管炎。

二、病理

由于炎症反复发作,引起上皮细胞变性、坏死和鳞状上皮化生,纤毛变短,参差不齐或稀疏脱落。黏液腺泡明显增多,腺管扩张,杯状细胞也明显增生。支气管壁有各种炎性细胞浸润、充血、水肿和纤维增生。支气管黏膜发生溃疡,肉芽

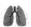

组织增生,严重者支气管平滑肌和弹性纤维也遭破坏以致机化,引起管腔狭窄。

三、临床表现

(一)症状

起病缓慢,病程长,常反复急性发作而逐渐加重。主要表现为慢性咳嗽、咳痰、喘息。开始症状轻微,气候变冷或感冒时,则引起急性发作,这时患者咳嗽、咳痰、喘息等症状加重。

1.咳嗽

主要由支气管黏膜充血、水肿或分泌物积聚于支气管腔内而引起咳嗽。咳嗽严重程度视病情而定,一般晨间和晚间睡前咳嗽较重,有阵咳或排痰,白天则较轻。

2.咳痰

痰液一般为白色黏液或浆液泡沫性,偶可带血。起床后或体位变动可刺激排痰,因此,常以清晨排痰较多。急性发作伴有细菌感染时,则变为黏液脓性,咳嗽和痰量也随之增加。

3.喘息或气急

喘息性慢性支气管炎可有喘息,常伴有哮鸣音。早期无气急。反复发作数年,并发阻塞性肺气肿时,可伴有轻重程度不等的气急,严重时生活难以自理。

(二)体征

早期可无任何异常体征。急性发作期可有散在的干、湿性啰音,多在背部及肺底部,咳嗽后可减少或消失。喘息型可听到哮鸣音及呼气延长,而且不易完全消失。并发肺气肿时有肺气肿体征。

四、实验室和其他检查

(一)X线检查

早期可无异常。病变反复发作,可见两肺纹理增粗、紊乱,呈网状或条索状、斑点状阴影,以下肺野较明显。

(二)呼吸功能检查

早期常无异常。如有小呼吸道阻塞时,最大呼气流速-容积曲线在75%和50%肺容量时,流量明显降低,它比第1秒用力呼气容积更为敏感。发展到呼吸道狭窄或有阻塞时,常有阻塞性通气功能障碍的肺功能表现,如第1秒用力呼气量占用力肺活量的比值减少(<70%),最大通气量减少(低于预计值的80%);

流速-容量曲线减低更为明显。

(三)血液检查

慢性支气管炎急性发作期或并发肺部感染时,可见白细胞计数及中性粒细胞增多。喘息型者嗜酸性粒细胞可增多。缓解期多无变化。

(四)痰液检查

涂片或培养可见致病菌。涂片中可见大量中性粒细胞,已破坏的杯状细胞,喘息型者常见较多的嗜酸性粒细胞。

五、诊断和鉴别诊断

(一)诊断标准

根据咳嗽、咳痰或伴喘息,每年发病持续 3 个月,连续 2 年或以上,并排除其他引起慢性咳嗽的心、肺疾病,可做出诊断。如每年发病持续不足 3 个月,而有明确的客观检查依据(如 X 线片、呼吸功能等)也可做出诊断。

(二)分型、分期

1.分型

可分为单纯型和喘息型两型。单纯型的主要表现为咳嗽、咳痰;喘息型者除有咳嗽、咳痰外尚有喘息,伴有哮鸣音,喘鸣在阵咳时加剧,睡眠时明显。

2.分期

按病情进展可分为 3 期。急性发作期是指"咳""痰""喘"等症状任何一项明显加剧,痰量明显增加并出现脓性或黏液脓性痰,或伴有发热等炎症表现 1 周之内。慢性迁延期是指有不同程度的"咳""痰""喘"症状迁延 1 个月以上者。临床缓解期是指经治疗或临床缓解,症状基本消失或偶有轻微咳嗽少量痰液,保持 2 个月以上者。

(三)鉴别诊断

慢性支气管炎需与下列疾病相鉴别。

1.支气管哮喘

常于幼年或青年突然起病,一般无慢性咳嗽、咳痰史,以发作性、呼气性呼吸困难为特征。发作时两肺布满哮鸣音,缓解后可无症状。常有个人或家族过敏性疾病史。喘息型慢性支气管炎多见于中、老年,一般以咳嗽、咳痰伴发喘息及哮鸣音为主要症状,感染控制后症状多可缓解,但肺部可听到哮鸣音。典型病例不难区别,但哮喘并发慢性支气管炎和(或)肺气肿则难以区别。

2.咳嗽变异性哮喘

以刺激性咳嗽为特征,常由受到灰尘、油烟、冷空气等刺激而诱发,多有家族史或过敏史。抗生素治疗无效,支气管激发试验阳性。

3.支气管扩张

具有咳嗽、咳痰反复发作的特点,合并感染时有大量脓痰,或反复咯血。肺部以湿啰音为主,可有杵状指(趾)。X线检查常见下肺纹理粗乱或呈卷发状。支气管造影或CT检查可以鉴别。

4.肺结核

多有发热、乏力、盗汗、消瘦等结核中毒症状,咳嗽、咯血等及局部症状。经X线检查和痰结核菌检查可以明确诊断。

5.肺癌

患者年龄常在40岁以上,特别是有多年吸烟史,发生刺激性咳嗽,常有反复发生或持续的血痰,或者慢性咳嗽性质发生改变。X线检查可发现有块状阴影或结节状影或阻塞性肺炎。用抗生素治疗,未能完全消散,应考虑肺癌的可能,痰脱落细胞检查或经纤维支气管镜活检一般可明确诊断。

6.硅肺

有粉尘等职业接触史。X线检查肺部可见硅结节,肺门阴影扩大及网状纹理增多,可做出诊断。

六、治疗

在急性发作期和慢性迁延期应以控制感染和祛痰、镇咳为主。伴发喘息时,应予解痉平喘治疗。对临床缓解期宜加强锻炼,增强体质,提高机体抵抗力,预防复发为主。

(一)急性发作期的治疗

1.控制感染

根据致病菌和感染严重程度或药敏试验选择抗生素。轻者可口服,较重患者用肌内注射或静脉滴注抗生素。常用的有喹诺酮类、头孢菌素类、大环内酯类、β内酰胺类或磺胺类口服,如左氧氟沙星 0.4 g,1 次/天;罗红霉素 0.3 g,2 次/天;阿莫西林 2~4 g/d,分 2~4 次口服;头孢呋辛 1.0 g/d,分 2 次口服;复方磺胺甲噁唑 2 片,2 次/天。能单独应用窄谱抗生素应尽量避免使用广谱抗生素,以免二重感染或产生耐药菌株。

2.祛痰、镇咳

可改善患者症状,迁延期仍应坚持用药。可选用氯化铵合剂 10 mL,3 次/天;

也可加用溴己新 8～16 mg,3 次/天;盐酸氨溴索 30 mg,3 次/天。干咳则可选用镇咳药,如右美沙芬、那可丁等。中成药镇咳也有一定效果。对年老体弱无力咳痰者或痰量较多者,更应以祛痰为主,协助排痰,畅通呼吸道。应避免应用强力镇咳药,如可待因等,以免抑制中枢,加重呼吸道阻塞和炎症,导致病情恶化。

3.解痉、平喘

主要用于喘息明显的患者,常选用氨茶碱 0.1 g,3 次/天,或用茶碱控释药;也可用特布他林、沙丁胺醇等 β_2 激动药加糖皮质激素吸入。

4.气雾疗法

对于痰液黏稠不易咳出的患者,雾化吸入可稀释气管内的分泌物,有利排痰。目前主要用超声雾化吸入,吸入液中可加入抗生素及痰液稀释药。

(二)缓解期治疗

(1)加强锻炼,增强体质,提高免疫功能,加强个人卫生,注意预防呼吸道感染,如感冒流行季节避免到拥挤的公共场所,出门戴口罩等。

(2)避免各种诱发因素的接触和吸入,如戒烟、脱离接触有害气体的工作岗位等。

(3)反复呼吸道感染者可试用免疫调节药或中医中药治疗,如卡介苗、多糖核酸、胸腺素等。

第二章

气道阻塞性疾病

第一节 支气管哮喘

一、病因和发病机制

(一)病因

支气管哮喘(bronchial asthma,BA)简称哮喘,其病因还不十分清楚,大多认为本病是一种与多基因遗传有关的疾病,同时受遗传因素和环境因素的双重影响。

许多调查资料表明,哮喘的亲属患病率高于群体患病率,并且亲缘关系越近,患病率越高。哮喘患儿双亲大多存在不同程度气道反应性增高。目前,哮喘的相关基因尚未完全明确,但有研究表明存在有与气道高反应性、IgE调节和特应性反应相关的基因,这些基因在哮喘的发病中起着重要的作用。

环境因素中主要包括某些激发因素,包括吸入物,如尘螨、花粉、真菌、动物毛屑、二氧化硫、氨气等各种特异和非特异性吸入物;感染,如细菌、病毒、原虫、寄生虫等;食物,如鱼、虾、蟹、蛋类、牛奶等;药物,如普萘洛尔、阿司匹林等;气候变化、运动、妊娠等都可能是哮喘的激发因素。

(二)发病机制

哮喘的发病机制尚不完全清楚。多数人认为哮喘与变态反应、气道炎症、气道反应性增高及神经机制等因素相互作用有关。

1.变态反应

当变应原进入具有特应性体质的机体后,可刺激机体通过 T 细胞的传递,由 B 细胞合成特异性 IgE,并结合于肥大细胞和嗜碱性粒细胞表面的高亲和性的 IgE 受体($FcεR_1$);IgE 也能结合于某些 B 细胞、巨噬细胞、单核细胞、嗜酸性粒细胞、NK 细胞及血小板表面的低亲和性 Fcα 受体($FcεR_2$),但是 $FcεR_2$ 与 IgE 的亲和力只是 $FcεR_1$ 与 IgE 亲和力的 $1/100 \sim 10/100$。若变应原再次进入体内,可与结合在 FcεR 上的 IgE 交联,使该细胞合成并释放多种活性介质导致平滑肌收缩、黏液分泌增加、血管通透性增高和炎症细胞浸润等。炎症细胞在介质的作用下又可分泌多种介质,使气道病变加重,炎症反应增加,产生哮喘的临床症状。根据变应原吸入后哮喘发生的时间,可分为速发型哮喘反应、迟发型哮喘反应和双相型哮喘反应。速发型哮喘反应几乎在吸入变应原的同时立即发生反应,$15 \sim 30$ 分钟达高峰,2 小时后逐渐恢复正常。迟发型哮喘反应 6 小时左右发病,持续时间长,可达数天;而且临床症状重,常呈持续性哮喘表现,肺功能损害严重而持久。迟发型哮喘反应的发病机制较复杂,不仅与 IgE 介导的肥大细胞脱颗粒有关,而且主要是由气道炎症所致。现在认为哮喘是一种涉及多种炎症细胞和结构细胞相互作用,许多介质和细胞因子参与的一种慢性炎症疾病。迟发型哮喘反应是由于慢性炎症反应的结果。

2.气道炎症

气道慢性炎症被认为是哮喘的本质。表现为多种炎症细胞特别是肥大细胞、嗜酸性粒细胞和 T 细胞等多种炎症细胞在气道的浸润和聚集。这些细胞相互作用可以分泌出多种炎症介质和细胞因子,这些介质、细胞因子与炎症细胞和结构细胞相互作用构成复杂的网络,使气道反应性增高,气道收缩,黏液分泌增加,血管渗出增多。已知肥大细胞、嗜酸性粒细胞、中性粒细胞、上皮细胞、巨噬细胞和内皮细胞都可产生炎症介质。

3.气道高反应性

表现为气道对各种刺激因子出现过强或过早的收缩反应,是哮喘患者发生和发展的另外一个重要因素。目前普遍认为气道炎症是导致气道高反应性的重要机制之一,当气道受到变应原或其他刺激后,由于多种炎症细胞、炎症介质和细胞因子的参与,气道上皮和上皮内神经的损害等而导致气道高反应性。气道高反应性常有家族倾向,受遗传因素的影响,气道高反应性为支气管哮喘患者的共同病理生理特征,然而出现气道高反应性者并非都是支气管哮喘,如长期吸烟、接触臭氧、病毒性上呼吸道感染、慢性阻塞性肺疾病(COPD)等也可出现气道高反应性。

4.神经机制

神经因素也被认为是哮喘发病的重要环节。支气管受复杂的自主神经支配。除胆碱能神经、肾上腺素能神经外,还有非肾上腺素能、非胆碱能神经系统。支气管哮喘与 β 肾上腺素受体功能低下和迷走神经张力亢进有关,并可能存在有 α 肾上腺素神经的反应性增加。非肾上腺素能、非胆碱能释放舒张支气管平滑肌的神经介质如血管活性肠肽、一氧化氮(NO),以及收缩支气管平滑肌的介质如 P 物质、神经激肽,两者平衡失调,则可引起支气管平滑肌收缩。

二、病理

显微镜下可见纤毛上皮剥离、气道上皮下有肥大细胞、嗜酸性粒细胞、淋巴细胞与中性粒细胞浸润。气道黏膜下组织水肿,微血管通透性增加,杯状细胞增殖及支气管分泌物增加,支气管平滑肌痉挛等病理改变。若哮喘长期反复发作,表现为支气管平滑肌肌层肥厚,气道上皮细胞下纤维化、黏液腺增生和新生血管形成等,导致气道重构。

三、临床表现

几乎所有的支气管哮喘患者都有长期性和反复发作性的特点,哮喘的发作与季节、周围环境、饮食、职业、精神心理因素、运动和服用某种药物有密切关系。

(一)主要临床表现

1.前驱症状

在变应原引起的急性哮喘发作前往往有打喷嚏、流鼻涕、眼痒、流泪、干咳或胸闷等前驱症状。

2.喘息和呼吸困难

喘息和呼吸困难是哮喘的典型症状,喘息的发作往往较突然。呼吸困难呈呼气性,表现为吸气时间短,呼气时间长,患者感到呼气费力,但有些患者感到呼气和吸气都费力。当呼吸肌收缩克服气道狭窄产生的过高支气管阻力负荷时,患者即可感到呼吸困难。一般来说,呼吸困难的严重程度和气道阻力增高的程度呈正比。但有 15% 的患者当第 1 秒用力呼气容积(FEV_1)下降到正常值的 50% 时仍然察觉不到气流受限,表明这部分患者产生了颈动脉窦的适应,即对持续的刺激反应性降低。这说明单纯依靠症状的严重程度来评估病情有低估的危险,需要结合其他的客观检查手段来正确评价哮喘病情的严重程度。

3.咳嗽、咳痰

咳嗽是哮喘的常见症状,由于气道的炎症和支气管痉挛引起。干咳常是哮喘的前兆,哮喘发作时,咳嗽、咳痰症状反而减轻,以喘息为主。哮喘发作接近尾声时,支气管痉挛和气道狭窄减轻,大量气道分泌物需要排出时,咳嗽、咳痰可能加重,咳出大量的白色泡沫痰。有一部分哮喘患者,以刺激性干咳为主要表现,无明显的喘息症状,这部分哮喘称为咳嗽变异性哮喘。

4.胸闷和胸痛

哮喘发作时,患者可有胸闷和胸部发紧的感觉。如果哮喘发作较重,可能与呼吸肌过度疲劳和拉伤有关。突发的胸痛要考虑自发性气胸的可能。

5.体征

哮喘的体征与哮喘的发作有密切的关系,在哮喘缓解期可无任何阳性体征。在哮喘发作期,根据病情严重程度的不同可有不同的体征。哮喘发作时支气管和细支气管进行性的气流受限可引起肺部动力学、气体交换和心血管系统一系列的变化。为了维持气道的正常功能,肺出现膨胀,伴有残气容积和肺总量的明显增加。由于肺的过度膨胀使肺内压力增加,为产生胸腔内负压所需要的呼吸肌收缩力也明显增加。呼吸肌负荷增加的体征是呼吸困难、呼吸加快和辅助呼吸肌运动。在呼气时,肺弹性回缩压降低和气道炎症可引起显著的气道狭窄,在临床上可观察到喘息、呼气延长和呼气流速减慢。这些临床表现一般和 FEV_1 和呼气高峰流量(PEF)的降低相关。由于哮喘患者气流受限并不均匀,通气的分布也不均匀,可引起肺通气/血流比值的失调,发生低氧血症,出现发绀等缺氧表现。在吸气期间肺过度膨胀和胸腔负压的增加对心血管系统有很大的影响。右心室受胸腔负压的牵拉使静脉回流增加,可引起肺动脉高压和室间隔的偏移。在这种情况下,受压的左心室需要将血液从负压明显增高的胸腔射到体循环,产生吸气期间的收缩压下降,称为奇脉。

(1)一般体征:哮喘患者在发作时,精神一般比较紧张,呼吸加快、端坐呼吸,严重时可出现口唇和指(趾)发绀。

(2)呼气延长和双肺哮鸣音:在胸部听诊时可听到呼气时间延长而吸气时间缩短,伴有双肺如笛声的高音调,称为哮鸣音。这是小气道梗阻的特征。两肺满布的哮鸣音在呼气时较明显,称呼气性哮鸣音。很多哮喘患者在吸气和呼气都可闻及哮鸣音。单侧哮鸣音突然消失要考虑发生自发性气胸的可能。在哮喘严重发作,支气管发生极度狭窄,出现呼吸肌疲劳时,喘鸣音反而消失,称为寂静肺,是病情危重的表现。

(3)肺过度膨胀体征:即肺气肿体征。表现为胸腔的前后径扩大,肋间隙增宽,叩诊呈过清音,肺肝浊音界下降,心浊音界缩小。长期哮喘的患者可有桶状胸,儿童可有鸡胸。

(4)奇脉:重症哮喘患者发生奇脉是吸气期间收缩压下降幅度(一般不超过 1.3 kPa 即 10 mmHg)增大的结果。这种吸气期收缩压下降的程度和气流受限的程度相关,它反映呼吸肌对胸腔压波动的影响的程度明显增加。呼吸肌疲劳的患者不再产生较大的胸腔压波动,奇脉消失。严重的奇脉[不低于 3.3 kPa (25 mmHg)]是重症哮喘的可靠指征。

(5)呼吸肌疲劳的表现:表现为呼吸肌的动用,肋间肌和胸锁乳突肌的收缩,还表现为反常呼吸,即吸气时下胸壁和腹壁向内收。

(6)重症哮喘的体征:随着气流受限的加重,患者变得更窘迫,说话不连贯,皮肤潮湿,呼吸和心率增加。并出现奇脉和呼吸肌疲劳表现。呼吸频率不低于 25 次/分,心率不低于 110 次/分,奇脉不低于 3.3 kPa 是重症哮喘的指征。患者垂危状态时可出现寂静肺或呼吸乏力、发绀、心动过缓、意识恍惚或昏迷等表现。

(二)重症哮喘的表现

1.哮喘持续状态

哮喘持续状态指哮喘严重发作并持续 24 小时以上,通常被称为"哮喘持续状态"。这是指发作的情况而言,并不代表该患者的基本病情,但这种情况往往发生于重症的哮喘患者,而且与预后有关,是哮喘本身的一种最常见的急症。许多危重哮喘病例的病情常常在一段时间内逐渐加剧,所有重症哮喘患者在某种因素的激发下都有随时发生严重致命性急性发作的可能,而无特定的时间因素。其中一部分患者可能在哮喘急性发作过程中,虽经一段时间的治疗,但病情仍然逐渐加重。

2.哮喘猝死

有一部分哮喘患者在经过一段相对缓解的时期后,突然出现严重急性发作,如果救治不及时,可在数分钟到数小时内死亡,称为哮喘猝死。哮喘猝死的定义为哮喘突然急性严重发作、患者在 2 小时内死亡。哮喘猝死的原因可能与哮喘突然发作或加重,引起严重气流受限或其他心肺并发症导致心跳和呼吸骤停有关。

3.潜在性致死性哮喘

包括以下几种情况:①长期口服糖皮质激素类药物治疗;②以往曾因严重哮喘发作住院抢救治疗;③曾因哮喘严重发作而行气管切开、机械通气治疗;④既往曾有气胸或纵隔气肿病史;⑤本次发病过程中需不断超常规剂量使用支气管扩张药,但效果不明显。在哮喘发作过程中,还有一些征象值得高度警惕,如喘息症状频发,持续甚至迅速加重,气促(呼吸频率超过 30 次/分),心率超过

140 次/分,体力活动和言语受限,夜间呼吸困难显著,取前倾位,极度焦虑、烦躁、大汗淋漓,甚至出现嗜睡和意识障碍,口唇、指甲发绀等。患者的肺部一般可以听到广泛哮鸣音,但若哮鸣音减弱,甚至消失,而全身情况不见好转,呼吸浅快,甚至神志淡漠和嗜睡,则意味着病情危重,随时可能发生心跳和呼吸骤停。此时的血气分析对病情和预后判断有重要参考价值。若动脉血氧分压(PaO_2)低于 8.0 kPa(60 mmHg)和(或)动脉二氧化碳分压($PaCO_2$)高于 6.0 kPa(45 mmHg),动脉血氧饱和度(SaO_2)低于 90%,pH<7.35,则意味着患者处于危险状态,应加强监护和治疗。

4.脆性哮喘

正常人的支气管舒缩状态呈现轻度生理性波动,FEV_1 和 PEF 在晨间降至最低(波谷),午后达最大值(波峰)。哮喘患者这种变化尤其明显。有一类哮喘患者 FEV_1 和 PEF 在治疗前后或一段时间内大幅度地波动,称为“脆性哮喘”。Ayres 在综合各种观点的基础上提出 BA 的定义和分型如下。

(1)Ⅰ型 BA:尽管采取了正规、有力的治疗措施,包括吸入糖皮质激素(如吸入二丙酸倍氯米松 1 500 μg/d 以上),或口服相当剂量糖皮质激素,同时联合吸入支气管舒张药,连续观察至少 150 天,半数以上观察日的 PEF 变异率超过 40%。

(2)Ⅱ型 BA:在基础肺功能正常或良好控制的背景下,无明显诱因突然急性发作的支气管痉挛,3 小时内哮喘严重发作伴高碳酸血症,可危及生命,常需机械通气治疗。月经期前发作的哮喘往往属于此类。

(三)特殊类型的哮喘

1.运动诱发性哮喘

运动诱发性哮喘也称为运动性哮喘,是指达到一定的运动量后,出现支气管痉挛而产生的哮喘。其发作大多是急性的、短暂的,而且大多能自行缓解。运动性哮喘并非说明运动即可引起哮喘,实际上短暂的运动可兴奋呼吸,使支气管有短暂的舒张,其后随着运动时间的延长,强度增加,支气管发生收缩。运动性哮喘的特点:①发病均发生在运动后;②有明显的自限性,发作后经一定时间的休息后即可逐渐恢复正常;③一般无过敏性因素参与,特异性变应原皮试阴性,血清 IgE 水平不高。

但有些学者认为,运动性哮喘常与过敏性哮喘共存,说明两者之间存在一些联系。临床上可进行运动诱发性试验来判断是否存在运动性哮喘。如果运动后

FEV_1 下降 20%～40%，即可诊断为轻度运动性哮喘；FEV_1 下降 40%～65%，即可诊断为中度运动性哮喘；FEV_1 下降 65% 以上可诊断为重度运动性哮喘。有严重心肺或其他影响运动疾病的患者不宜进行运动诱发性试验。

2.药物性哮喘

由于使用某种药物导致的哮喘发作。常见的可能引起哮喘发作的药物有阿司匹林、β受体阻滞药、血管紧张素转换酶抑制剂、局部麻醉药、添加剂（如酒石黄）、医用气雾剂中的杀菌复合物等。个别患者吸入支气管舒张药时，偶尔也可引起支气管收缩，可能与其中的氟利昂或表面活性剂有关。免疫血清、含碘造影剂也可引起哮喘发作。这些药物通常是以抗原、半抗原或佐剂的形式参与机体的变态反应过程，但并非所有的药物性哮喘都是机体直接对药物产生变态反应引起。例如β受体阻滞药，它是通过阻断β受体，使 $β_2$ 受体激动药不能在支气管平滑肌的效应器上起作用，从而导致支气管痉挛。

阿司匹林是诱发药物性哮喘最常见的药物，某些患者可在服用阿司匹林或其他非甾体类抗炎药数分钟或数小时内发生剧烈支气管痉挛。此类哮喘多发生于中年人，在临床上可分为药物作用相和非药物作用相。药物作用相指服用阿司匹林等解热镇痛药后引起哮喘持续发作的一段时间，潜伏期可为 5 分钟至 2 小时，患者的症状一般很重，常见明显的呼吸困难和发绀，甚至意识丧失，血压下降，休克等。药物作用相的持续时间不等，从 2～3 小时至 1～2 天。非药物作用相阿司匹林性哮喘指药物作用时间之外的时间，患者可因各种不同的原因发作哮喘。阿司匹林性哮喘的发病可能与其抑制呼吸道花生四烯酸的环氧酶途径，使花生四烯酸的脂氧酶代谢途径增强，产生过多的白三烯有关。白三烯具有很强的支气管平滑肌收缩能力。近年来研制的白三烯受体拮抗药，如扎鲁斯特和孟鲁斯特可以很好地抑制口服阿司匹林导致的哮喘发作。

3.职业性哮喘

从广义上讲，凡是由职业性致喘物引起的哮喘统称为"职业性哮喘"。但从职业病学的角度，职业性哮喘应该有严格的定义和范围。

我国在 20 世纪 80 年代末制订了职业性哮喘诊断标准，致喘物规定：异氰酸酯类、苯酐类、多胺类固化剂、铂复合盐、剑麻和青霉素。职业性哮喘的发生率往往与工业的发展水平有关，发达的工业国家，职业性哮喘的发病率较高，美国的职业性哮喘的发病率估计为 15% 左右。

职业性哮喘的病史有如下特点：①有明确的职业史，本病只限于与致喘物直接接触的劳动者；②既往（从事该职业前）无哮喘史；③自开始从事该职业至哮喘首次发作的"潜伏期"最少半年以上;④哮喘发作与致喘物的接触关系非常密切,接触则发病,脱离则缓解。

还有一些患者在吸入氯气、二氧化硫等刺激性气体时,出现急性刺激性干咳症状、咳黏痰、气急等症状,称为反应性气道功能不全综合征,可持续 3 个月以上。

四、实验室和其他检查

(一)血液学检查

发作时可有嗜酸性粒细胞增高,但多不明显,如并发感染可有白细胞计数增高,分类中性粒细胞比例增高。

(二)痰液检查

涂片在显微镜下可见较多嗜酸性粒细胞,可见嗜酸性粒细胞退化形成的尖棱结晶(Charcort-Leyden 结晶体),黏液栓(Curschmann 螺旋体)和透明的哮喘珠(Laennec 珠)。如合并呼吸道细菌感染,痰涂片革兰染色、细菌培养及药物敏感试验有助于病原菌诊断及指导治疗。

(三)呼吸功能检查

在哮喘发作时有关呼气流量的全部指标均显著下降,第 1 秒用力呼气容积(FEV_1)、第 1 秒用力呼气容积占用力肺活量比值($FEV_1/FVC\%$)、最大呼气中期流量(MMEF)、25% 与 50% 肺活量时的最大呼气流量($MEF_{25}\%$、$MEF_{50}\%$)及高峰呼气流量(PEF)均减少。缓解期可逐渐恢复。有效支气管舒张药可使上述指标好转。在发作时可有用力肺活量减少、残气容积增加、功能残气量和肺总量增加,残气容积占肺总量百分比增高。

(四)动脉血气分析

哮喘严重发作时可有缺氧,PaO_2 降低,由于过度通气可使 $PaCO_2$ 下降,pH值上升,表现为呼吸性碱中毒。如重症哮喘,病情进一步发展,气道阻塞严重,可有缺氧及二氧化碳潴留,$PaCO_2$ 上升,表现呼吸性酸中毒。如缺氧明显,可合并代谢性酸中毒。

(五)胸部 X 线检查

早期在哮喘发作时可见两肺透亮度增加,呈过度充气状态;在缓解期多无明显异常。如并发呼吸道感染,可见肺纹理增加及炎性浸润阴影。同时要注意肺不张、气胸或纵隔气肿等并发症的存在。

(六)支气管激发试验

用于测定气道反应性。哮喘患者的气道处于一种异常敏感状态,对某些刺激表现出一种过强和(或)过早的反应,称为气道高反应性。如果患者就诊时 FEV_1 或 PEF 测定值在正常范围内,无其他禁忌证时,可以谨慎地试行支气管激发试验。吸入激发剂后,FEV_1 或 PEF 的下降超过 20%,即可确定为支气管激发试验阳性。此种检查主要价值见于以下几个方面。

1.辅助诊断哮喘

对于轻度、缓解期的支气管哮喘患者或患有变应性鼻炎而哮喘处于潜伏期的患者,气道高反应性可能是唯一的临床特征和诊断依据。早期发现气道高反应性对于哮喘的预防和早期治疗具有重要的指导价值,对于有职业刺激原反复接触史且怀疑职业性哮喘者,采用特异性支气管激发试验可以鉴别该刺激物是否会诱发支气管收缩,明确职业性哮喘的诊断很有意义。

2.评估哮喘严重程度和预后

气道反应性的高低可直接反映哮喘的严重程度,并对支气管哮喘的预后提供重要的参考资料。

3.判断治疗效果

气道反应轻者表示病情较轻,可较少用药,重者则提示应积极治疗。哮喘患者经长期治疗,气道高反应性减轻,可指导临床减药或停药,有学者提出将消除气道高反应性作为哮喘治疗的最终目标。

(七)支气管舒张试验

测定气流受限的可逆性。对于一些已有支气管痉挛、狭窄的患者,采用一定剂量的支气管舒张药使狭窄的支气管舒张,以测定其舒张程度的肺功能试验,称为支气管舒张试验。若患者吸入支气管舒张药后,FEV_1 或 PEF 的改善率超过或等于 15% 时可诊断为支气管舒张试验阳性。此项检查的应用价值在于以下几个方面。

1.辅助诊断哮喘

支气管哮喘的特征之一是支气管平滑肌的痉挛具有可逆性,故在支气管舒张试验时,表现出狭窄的支气管舒张。对一些无明显气流受限症状的哮喘患者或哮喘的非急性发作期,当其肺功能不正常时,经吸入支气管舒张药后肺功能指标有明显的改善,也可作为诊断支气管哮喘的辅助方法。对有些肺功能较差,如 $FEV_1 < 60\%$ 预计值的患者,不宜做支气管激发试验时,可采用本试验。

2.指导用药

可通过本试验了解或比较某种支气管舒张药的疗效。有不少患者自述使用β_2受体激动药后效果不佳，但如果舒张试验阳性，表示气道痉挛可逆，仍可据此向患者耐心解释，指导正确用药。

(八)呼气高峰流量(PEF)的测定和监测

PEF是反映哮喘患者气流受限程度的一项客观指标。通过测定大气道的阻塞情况，对于支气管哮喘诊断和治疗具有辅助价值。由于方便、经济、实用、灵活等优点，可以随时进行测定，在指导偶发性和夜间哮喘治疗方面更有价值。哮喘患者PEF值的变化规律是凌晨最低，午后或晚上最高，昼夜变异率不低于20%则提示哮喘的诊断。在相同气流受限程度下，不同患者对呼吸困难的感知能力不同，许多患者感觉较迟钝，往往直至PEF降至很低时才感到呼吸困难，往往延误治疗。对这部分患者，定期监测PEF可以进行早期诊断或预测哮喘病情的变化。

(九)特异性变应原检测

变应原是一种抗原物质，能诱发机体产生IgE抗体。变应原检测可分为体内试验(变应原皮试)、体外特异性IgE抗体检测、嗜碱性粒细胞释放能力检测、嗜酸性粒细胞阳离子蛋白检测等。目前常用前两种方法。变应原皮肤试验简单易行，但皮肤试验结果与抗原吸入气道反应并不一致，不能作为确定变应原的依据，必须结合临床发作情况或进行抗原特异性IgE测定加以评价。特异性IgE抗体(SIgE)是体外检测变应原的重要手段，灵敏度和特异性都很高，根据SIgE含量可确定患者变应原种类，可评价患者过敏状态，对哮喘的诊断和鉴别诊断都有一定的意义。

五、诊断

(一)诊断标准

(1)反复发作喘息、气急、胸闷或咳嗽，多与接触变应原、冷空气、物理、化学性刺激及病毒性上呼吸道感染、运动等有关。

(2)发作时在双肺可闻及散在或弥漫性、以呼气相为主的哮鸣音，呼气相延长。

(3)上述症状和体征可经治疗缓解或自行缓解。

(4)除外其他疾病所引起的喘息、气急、胸闷和咳嗽。

(5)临床表现不典型者(如无明显喘息或体征)，应至少具备以下1项试验阳性:①支气管激发试验或运动激发试验阳性;②支气管舒张试验阳性,FEV_1增加超过12%,且FEV_1增加绝对值不低于200 mL;③呼气流量峰值(PEF)一日内(或2周)变异率不低于20%。

符合(1)～(4)项或(4)、(5)项者,可以诊断为哮喘。

(二)分期

根据临床表现支气管哮喘可分为急性发作期、慢性持续期和临床缓解期。慢性持续期是指每周均不同频度和(或)不同程度地出现症状(喘息、气急、胸闷、咳嗽等);临床缓解期系指经过治疗或未经治疗症状、体征消失,肺功能恢复到急性发作前水平,并维持3个月以上。

(三)病情严重程度分级

1.病情严重程度的分级

主要用于治疗前或初始治疗时严重程度的判断,在临床研究中更有其应用价值(表2-1)。

表2-1　哮喘病情严重程度的分级

分级	临床特点
间歇状态(第1级)	症状不足每周1次
	短暂出现
	夜间哮喘症状不超过每个月2次
	FEV_1占预计值%达到80%或PEF达到80%个人最佳值,PEF或FEV_1变异率<20%
轻度持续(第2级)	症状达到每周1次,但不到每天1次
	可能影响活动和睡眠
	夜间哮喘症状每个月超过2次,但每周低于1次
	FEV_1占预计值%达到80%或PEF达到80%个人最佳值,PEF或FEV_1变异率20%～30%
中度持续(第3级)	每天有症状
	影响活动和睡眠
	夜间哮喘症状达到每周1次
	FEV_1占预计值%60%～79%或PEF达60%～79%个人最佳值,PEF或FEV_1变异率>30%
重度持续(第4级)	每天有症状
	频繁出现

续表

分级	临床特点
	经常出现夜间哮喘症状
	体力活动受限
	FEV$_1$ 占预计值%＜60%或 PEF＜60%个人最佳值,PEF 或 FEV$_1$ 变异率＞30%

2.控制水平的分级

这种分级方法更容易被临床医师掌握,有助于指导临床治疗,以取得更好的哮喘控制(表 2-2)。

表 2-2　哮喘控制水平分级

	完全控制 (满足以下所有条件)	部分控制(在任何 1 周内 出现以下 1～2 项特征)	未控制 (在任何 1 周内)
白天症状	无(或不超过 2 次/周)	超过 2 次/周	
活动受限	无	有	
夜间症状/憋醒	无	有	出现不低于 3 项部分控制特征
需要使用缓解药的次数	无(或不超过 2 次/周)	超过 2 次/周	
肺功能(PEF 或 FEV$_1$)	正常或不低于正常预计值/本人最佳值的 80%	小于正常预计值(或本人最佳值)的 80%	
急性发作	无	达到每年 1 次	在任何 1 周内出现1 次

3.哮喘急性发作时的分级

哮喘急性发作是指喘息、气促、咳嗽、胸闷等症状突然发生,或原有症状急剧加重,常有呼吸困难,以呼气流量降低为其特征,常因接触变应原、刺激物或呼吸道感染诱发。其程度轻重不一,病情加重,可在数小时或数天内出现,偶尔可在数分钟内即危及生命,故应对病情做出正确评估,以便给予及时有效的紧急治疗。哮喘急性发作时病情严重程度的分级,见表 2-3。

六、鉴别诊断

(一)心源性哮喘

心源性哮喘常见于左心衰竭,发作时的症状与哮喘相似,但心源性哮喘多有高血压、冠状动脉粥样硬化性心脏病、风湿性心脏病和二尖瓣狭窄等病史和体征。阵发性咳嗽,常咳出粉红色泡沫痰,两肺可闻及广泛的湿啰音和哮鸣音,左心界扩大,心率增快,心尖部可闻及奔马律。病情许可行胸部 X 线检查时,可见心脏增大,肺淤血征,有助于鉴别。若一时难以鉴别,可雾化吸入 β_2 肾上腺素受体激动药或静脉注射氨茶碱缓解症状后,进一步检查,忌用肾上腺素,以免造成危险。

表 2-3　哮喘急性发作时病情严重程度的分级

临床特点	轻度	中度	重度	危重
气短	步行、上楼时	稍事活动	休息时	
体位	可平卧	喜坐位	端坐呼吸	
讲话方式	连续成句	单词	单字	不能讲话
精神状态	可有焦虑,尚安静	时有焦虑或烦躁	常有焦虑、烦躁	嗜睡或意识模糊
出汗	无	有	大汗淋漓	
呼吸频率	轻度增加	增加	常超过 30 次/分	
辅助呼吸肌活动及三凹征	常无	可有	常有	胸腹矛盾运动
哮鸣音	散在,呼吸末期	响亮、弥漫	响亮、弥漫	减弱、乃至无
脉率(次/分)	<100	100~120	>120	脉率变慢或不规则
奇脉	无,<1.3 kPa (10 mmHg)	可有,1.3~3.3 kPa (10~25 mmHg)	常有,>3.3 kPa (25 mmHg)(成人)	无,提示呼吸肌疲劳
最初支气管扩张药治疗后 PEF 占预计值或个人最佳值%	>80%	60%~80%	<60%或 <100 L/min 或作用持续时间<2 小时	
PaO_2(吸空气)	正常	不低于 8.0 kPa (60 mmHg)	<8.0 kPa (60 mmHg)	<8.0 kPa (60 mmHg)
$PaCO_2$	<6.0 kPa (45 mmHg)	不超过 6.0 kPa (45 mmHg)	>6.0 kPa (45 mmHg)	
SaO_2(吸空气,%)	>95	91~95	不超过 90	不超过 90
pH				降低

　　注:只要符合某一严重程度的某些指标,而不需满足全部指标,以及可提示为该级别的急性发作;1 mmHg=0.133322 kPa。

(二)喘息型慢性支气管炎

实际上为慢性支气管炎合并哮喘,多见于中老年人,有慢性咳嗽史,喘息长年存在,有加重期。有肺气肿体征,两肺可闻及湿啰音。

(三)支气管肺癌

中央型肺癌由于肿瘤压迫导致支气管狭窄或伴发感染时,可出现喘鸣音或类似哮喘样呼吸困难、肺部可闻及哮鸣音。但肺癌的呼吸困难及喘鸣症状进行性加重,常无诱因,咳嗽可有血痰,痰中可找到癌细胞,胸部 X 线摄片、CT 或 MRI 检查或支气管镜检查常可明确诊断。

(四)肺嗜酸性粒细胞浸润症

见于热带性嗜酸细胞增多症、肺嗜酸性粒细胞增多性浸润、外源性变态反应性肺泡炎等。致病原为寄生虫、花粉、化学药品、职业粉尘等,多有接触史,症状较轻,患者常有发热,胸部 X 线检查可见多发性、此起彼伏的淡薄斑片浸润阴影,可自行消失或再发。肺组织活检也有助于鉴别。

(五)变态反应性支气管肺曲菌病

本病是一种由烟曲菌等致病真菌在具有特应性个体中引起的一种变态反应性疾病。其与哮喘的鉴别要点:①典型者咳出棕褐色痰块,内含多量嗜酸性粒细胞;②胸部 X 线片呈现游走性或固定性浸润病灶;③支气管造影可以显示出近端支气管呈囊状或柱状扩张;④痰镜检或培养发现烟曲菌;⑤曲菌抗原皮试呈速发反应阳性;⑥曲菌抗原特异性沉淀抗体(IgG)测定阳性;⑦烟曲菌抗原皮试出现 Arthus 现象;⑧烟曲菌特异性 IgE 水平增高。

(六)气管、支气管软化及复发性多软骨炎

由于气管支气管软骨软化,气道不能维持原来正常状态,患者呼气或咳嗽时胸膜腔内压升高,可引起气道狭窄,甚至闭塞,临床表现为呼气性喘息,其特点主要有:①剧烈持续性、甚至犬吠样咳嗽;②气道断层摄影或 CT 显示气管、大气管狭窄;③支气管镜检查时可见气道呈扁平状,呼气或咳嗽时气道狭窄。

(七)变应性肉芽肿性血管炎(Churg-Strauss 综合征)

本病主要侵犯小动脉和小静脉,常侵犯细小动脉,主要累及多器官和脏器,以肺部浸润和周围血管嗜酸性粒细胞浸润增多为特征,本病患者绝大多数可出现喘息症状,其与哮喘的鉴别要点:①除喘息症状外,常伴有副鼻旁窦炎(88%)、变应性鼻炎(69%)、多发性神经炎(66%～98%);②病理检查特征有嗜酸性粒细胞浸润、肉芽肿病变、坏死性血管炎。

七、治疗

(一)脱离变应原

部分患者能找到引起哮喘发作的变应原或其他非特异刺激因素,应立即使患者脱离变应原的接触。

(二)药物治疗

治疗哮喘的药物可以分为控制药物和缓解药物。①控制药物:指需要长期每天使用的药物。这些药物主要通过抗炎作用使哮喘维持临床控制,其中包括吸入糖皮质激素(简称激素)、全身用激素、白三烯调节药、长效 β_2 受体激动药(LABA,须与吸入激素联合应用)、缓释茶碱、色甘酸钠、抗 IgE 抗体及其他有助于减少全身激素剂量的药物等;②缓解药物:指按需使用的药物。这些药物通过迅速解除支气管痉挛从而缓解哮喘症状,其中包括速效吸入 β_2 受体激动药、全身用激素、吸入性抗胆碱能药物、短效茶碱及短效口服 β_2 受体激动药等。

1.激素

激素是最有效的控制气道炎症的药物。给药途径包括吸入、口服和静脉应用等,吸入为首选途径。

(1)吸入给药:吸入激素的局部抗炎作用强;通过吸气过程给药,药物直接作用于呼吸道,所需剂量较小。通过消化道和呼吸道进入血液的药物大部分被肝脏灭活,因此全身性不良反应较少。研究结果证明吸入激素可以有效减轻哮喘症状、提高生活质量、改善肺功能、降低气道高反应性、控制气道炎症,减少哮喘发作的频率和减轻发作的严重程度,降低病死率。当使用不同的吸入装置时,可能产生不同的治疗效果。多数成人哮喘患者吸入小剂量激素即可较好地控制哮喘。过多增加吸入激素剂量对控制哮喘的获益较小而不良反应增加。由于吸烟可以降低激素的效果,故吸烟患者须戒烟并给予较高剂量的吸入激素。吸入激素的剂量与预防哮喘严重急性发作的作用之间有非常明确的关系,所以,严重哮喘患者长期大剂量吸入激素是有益的。

吸入激素在口咽部局部的不良反应包括声音嘶哑、咽部不适和念珠菌感染。吸药后及时用清水含漱口咽部,选用干粉吸入剂或加用储雾器可减少上述不良反应。吸入激素的全身不良反应的大小与药物剂量、药物的生物利用度、在肠道的吸收、肝首关代谢率及全身吸收药物的半衰期等因素有关。已上市的吸入激素中丙酸氟替卡松和布地奈德的全身不良反应较少。目前有证据表明成人哮喘患者每天吸入低至中剂量激素,不会出现明显的全身不良反应。长期高剂量吸入激素后可能出现的全身不良反应包括皮肤瘀斑、肾上腺功能抑制和骨密度降低等。已有研究证据表明吸入激素可能与白内障和青光眼的发生有关,但前瞻性研究没有证据表明与后囊下白内障的发生有明确关系。目前没有证据表明吸入激素可以增加肺部感染(包括肺结核)的发生率,因此伴有活动性肺结核的哮喘患者可以在抗结核治疗的同时给予吸入激素治疗。

气雾剂给药:临床上常用的吸入激素有4种。包括二丙酸倍氯米松、布地奈德、丙酸氟替卡松等。一般而言,使用干粉吸入装置比普通定量气雾剂方便,吸入下呼吸道的药物量较多。

溶液给药:布地奈德溶液经以压缩空气为动力的射流装置雾化吸入,对患者吸气配合的要求不高,起效较快,适用于轻中度哮喘急性发作时的治疗。

吸入激素是长期治疗哮喘的首选药物。国际上推荐的每天吸入激素剂量,见表2-4。我国哮喘患者所需吸入激素剂量比该表中推荐的剂量要小一些。

表 2-4　常用吸入型糖皮质激素的每天剂量与互换关系

药物	低剂量(μg)	中剂量(μg)	高剂量(μg)
二丙酸倍氯米松	200～500	500～1 000	1 000～2 000
布地奈德	200～400	400～800	800～1 600
丙酸氟替卡松	100～250	250～500	500～1 000
环索奈德	80～160	160～320	320～1 280

(2)口服给药:适用于中度哮喘发作、慢性持续哮喘吸入大剂量激素联合治疗无效的患者和作为静脉应用激素治疗后的序贯治疗。一般使用半衰期较短的激素(如泼尼松、泼尼松龙或甲泼尼龙等)。对于激素依赖型哮喘,可采用每天或隔天清晨顿服给药的方式,以减少外源性激素对下丘脑-垂体-肾上腺轴的抑制作用。泼尼松的维持剂量最好每天不超过10 mg。

长期口服激素可以引起骨质疏松症、高血压、糖尿病、下丘脑-垂体-肾上腺轴的抑制、肥胖症、白内障、青光眼、皮肤菲薄导致皮纹和瘀斑、肌无力。对于伴有结核病、寄生虫感染、骨质疏松、青光眼、糖尿病、严重忧郁或消化性溃疡的哮喘患者,全身给予激素治疗时应慎重并应密切随访。长期甚至短期全身使用激素的哮喘患者可感染致命的疱疹病毒应引起重视,尽量避免这些患者暴露于疱疹病毒是必要的。尽管全身使用激素不是一种经常使用的缓解哮喘症状的方法,但是对于严重的急性哮喘是需要的,因为它可以预防哮喘的恶化、减少因哮喘而急诊或住院的机会、预防早期复发、降低病死率。推荐剂量:泼尼松龙30～

50 mg/d,5～10天。具体使用要根据病情的严重程度,当症状缓解或其肺功能已经达到个人最佳值,可以考虑停药或减量。地塞米松因对垂体-肾上腺的抑制作用大,不推荐长期使用。

(3)静脉给药:严重急性哮喘发作时,应经静脉及时给予琥珀酸氢化可的松(400～1 000 mg/d)或甲泼尼龙(80～160 mg/d)。无激素依赖倾向者,可在短期(3～5天)内停药;有激素依赖倾向者应延长给药时间,控制哮喘症状后改为口服给药,并逐步减少激素用量。

2.β₂ 受体激动药

通过对气道平滑肌和肥大细胞等细胞膜表面的 β₂ 受体的作用,舒张气道平滑肌、减少肥大细胞和嗜碱性粒细胞脱颗粒和介质的释放、降低微血管的通透性、增加气道上皮纤毛的摆动等,缓解哮喘症状。此类药物较多,可分为短效(作用维持 4～6 小时)和长效(维持 12 小时)β₂ 受体激动药。后者又可分为速效(数分钟起效)和缓慢起效(30 分钟起效)两种(表 2-5)。

表 2-5 β₂ 受体激动药的分类

起效时间	作用维持时间	
	短效	长效
速效	沙丁胺醇吸入剂	福莫特罗吸入剂
	特布他林吸入剂	
	非诺特罗吸入剂	
慢效	沙丁胺醇口服剂	沙美特罗吸入剂
	特布他林口服剂	

(1)短效 β₂ 受体激动药(SABA):常用的药物如沙丁胺醇和特布他林等。

吸入给药:可供吸入的短效 β₂ 受体激动药包括气雾剂、干粉剂和溶液等。这类药物松弛气道平滑肌作用强,通常在数分钟内起效,疗效可维持数小时,是缓解轻至中度急性哮喘症状的首选药物,也可用于运动性哮喘。如每次吸入100～200 μg 沙丁胺醇或 250～500 μg 特布他林,必要时每 20 分钟重复 1 次。1 小时后疗效不满意者应向医师咨询或去急诊。这类药物应按需间歇使用,不宜长期、单一使用,也不宜过量应用,否则可引起骨骼肌震颤、低血钾、心律失常等不良反应。压力型定量手控气雾剂和干粉吸入装置吸入短效 β₂ 受体激动药不适用于重度哮喘发作;其溶液(如沙丁胺醇、特布他林、非诺特罗及其复方制剂)经雾化泵吸入适用于轻至重度哮喘发作。

口服给药：如沙丁胺醇、特布他林、丙卡特罗片等，通常在服药后 15～30 分钟起效，疗效维持 4～6 小时。如沙丁胺醇 2～4 mg，特布他林 1.25～2.5 mg，每天 3 次；丙卡特罗 25～50 μg，每天 2 次。使用虽较方便，但心悸、骨骼肌震颤等不良反应比吸入给药时明显。缓释剂型和控释剂型的平喘作用维持时间可达 8～12 小时，特布他林的前体药班布特罗的作用可维持 24 小时，可减少用药次数，适用于夜间哮喘患者的预防和治疗。长期、单一应用 β_2 受体激动药可造成细胞膜 β_2 受体的向下调节，表现为临床耐药现象，故应予避免。

注射给药：虽然平喘作用较为迅速，但因全身不良反应的发生率较高，国内较少使用。

贴剂给药：为透皮吸收剂型。现有产品有妥洛特罗，分为 0.5 mg、1 mg、2 mg 3 种剂量。由于采用结晶储存系统来控制药物的释放，药物经过皮肤吸收，因此可以减轻全身不良反应，每天只需贴敷 1 次，效果可维持 24 小时。对预防晨降有效，使用方法简单。

（2）长效 β_2 受体激动药（LABA）：这类 β_2 受体激动药的分子结构中具有较长的侧链，舒张支气管平滑肌的作用可维持 12 小时以上。目前，在我国临床使用的吸入型 LABA 有 2 种。沙美特罗：经气雾剂或碟剂装置给药，给药后 30 分钟起效，平喘作用维持 12 小时以上。推荐剂量 50 μg，每天 2 次吸入。福莫特罗：经吸入装置给药，给药后 3～5 分钟起效，平喘作用维持 8～12 小时以上。平喘作用具有一定的剂量依赖性，推荐剂量 4.5～9 μg，每天 2 次吸入。吸入 LABA 适用于哮喘（尤其是夜间哮喘和运动诱发哮喘）的预防和治疗。福莫特罗因起效相对较快，也可按需用于哮喘急性发作时的治疗。

近年来推荐联合吸入激素和 LABA 治疗哮喘。这两者具有协同的抗炎和平喘作用，可获得相当于（或优于）应用加倍剂量吸入激素时的疗效，并可增加患者的依从性、减少较大剂量吸入激素引起的不良反应，尤其适合于中至重度持续哮喘患者的长期治疗。不推荐长期单独使用 LABA，应该在医师指导下与吸入激素联合使用。

3.白三烯调节药

包括半胱氨酰白三烯受体拮抗药和 5-脂氧化酶抑制药。除吸入激素外，是唯一可单独应用的长效控制药，可作为轻度哮喘的替代治疗药物和中重度哮喘的联合治疗用药。目前在国内应用主要是半胱氨酰白三烯受体拮抗药，通过对气道平滑肌和其他细胞表面白三烯受体的拮抗抑制肥大细胞和嗜酸粒细胞释放出的半胱氨酰白三烯的致喘和致炎作用，产生轻度支气管舒张和减轻变应原、运动和二氧化硫（SO_2）诱发的支气管痉挛等作用,并具有一定程度的抗炎作用。本品可减轻哮喘症状、改善肺功能、减少哮喘的恶化。但其作用不如吸入激素,也不能取代激素。作为联合治疗中的一种药物,本品可减少中至重度哮喘患者每天吸入激素的剂量,并可提高吸入激素治疗的临床疗效,联用本品与吸入激素的疗效比联用吸入LABA与吸入激素的疗效稍差。但本品服用方便。尤适用于阿司匹林哮喘、运动性哮喘和伴有过敏性鼻炎哮喘患者的治疗。本品使用较为安全。虽然有文献报道接受这类药物治疗的患者可出现变应性肉芽肿性血管炎,但其与白三烯调节剂的因果关系尚未被肯定,可能与减少全身应用激素的剂量有关。5-脂氧化酶抑制药齐留通可能引起肝损害,需监测肝功能。通常口服给药。白三烯受体拮抗药扎鲁司特20 mg,每天2次;孟鲁司特10 mg,每天1次;异丁司特10 mg,每天2次。

4.茶碱

具有舒张支气管平滑肌作用,并具有强心、利尿、扩张冠状动脉、兴奋呼吸中枢和呼吸肌等作用。有研究资料显示,低浓度茶碱具有抗炎和免疫调节作用。作为症状缓解药,尽管现在临床上在治疗重症哮喘时仍然静脉使用茶碱,但短效茶碱治疗哮喘发作或恶化还存在争议,因为它在舒张支气管,与足量使用的快速β_2受体激动药对比,没有任何优势,但是它可能改善呼吸驱动力。不推荐已经长期服用缓释型茶碱的患者使用短效茶碱,除非该患者的血清中茶碱浓度较低或者可以进行血清茶碱浓度监测时。

(1)口服给药:包括氨茶碱和控(缓)释型茶碱。用于轻至中度哮喘发作和维持治疗。一般剂量为每天6～10 mg/kg。口服控(缓)释型茶碱后昼夜血药浓度平稳,平喘作用可维持12～24小时,尤其适用于夜间哮喘症状的控制。联合应用茶碱、激素和抗胆碱药物具有协同作用。但本品与β_2受体激动药联合应用时,易出现心率增快和心律失常,应慎用并适当减少剂量。

(2)静脉给药:氨茶碱加入葡萄糖溶液中,缓慢静脉注射[注射速度不宜超过0.25 mg/(kg·min)]或静脉滴注,适用于哮喘急性发作且近24小时内未用过茶碱类药物的患者。负荷剂量为4～6 mg/kg,维持剂量为0.6～0.8 mg/(kg·h)。由于茶碱的"治疗窗"窄,以及茶碱代谢存在较大的个体差异,可引起心律失常、血压下降甚至死亡,在有条件的情况下应监测其血药浓度,以及时调整浓度和滴速。茶碱有效、安全的血药浓度范围应在6～15 mg/L。影响茶碱代谢的因素较多,如发热性疾病、妊娠、抗结核治疗可以降低茶碱的血药浓度;而肝脏疾病、充血性心力衰竭及合用西咪替丁或喹诺酮类、大环内酯类等药物均可影响茶碱代谢而使其排泄减慢,增加茶碱的毒性作用,应引起临床医师的重视,并酌情调整剂量。多索茶碱的作用与氨茶碱相同,但不良反应较轻。双羟丙茶碱的作用较弱,不良反应也较少。

5.抗胆碱药物

吸入抗胆碱药物如溴化异丙托品、氧托溴铵(溴化氧托品)和噻托溴铵(溴化泰乌托品)等,可阻断节后迷走神经传出支,通过降低迷走神经张力而舒张支气管。其舒张支气管的作用比 β_2 受体激动药弱,起效也较慢,但长期应用不易产生耐药,对老年人的疗效不低于年轻人。

本品有气雾剂和雾化溶液两种剂型。经压力型定量手控气雾剂吸入溴化异丙托品气雾剂,常用剂量为每天 $3\sim4$ 次;经雾化泵吸入溴化异丙托品溶液的常用剂量为 $50\sim125\ \mu g$,每天 $3\sim4$ 次。噻托溴铵是新近上市的长效抗胆碱药物,对 M_1 和 M_3 受体具有选择性抑制作用,仅需每天 1 次吸入给药。本品与 β_2 受体激动药联合应用具有协同、互补作用。本品对有吸烟史的老年哮喘患者较为适宜,但对妊娠早期妇女和患有青光眼或前列腺肥大的患者应慎用。尽管溴化异丙托品被用在一些因不能耐受 β_2 受体激动药的哮喘患者上,但是到目前为止尚没有证据表明它对哮喘长期管理方面有显著效果。

6.抗 IgE 治疗

抗 IgE 单克隆抗体可应用于血清 IgE 水平增高的哮喘患者。目前它主要用于经过吸入糖皮质激素和 LABA 联合治疗后症状仍未控制的严重哮喘患者。目前在 $11\sim50$ 岁的哮喘患者的治疗研究中尚没有发现抗 IgE 治疗有明显不良反应,但因该药临床使用的时间尚短,其远期疗效与安全性有待进一步观察。价格昂贵也使其临床应用受到限制。

7.变应原特异性免疫疗法

通过皮下给予常见吸入变应原提取液(如尘螨、猫毛、豚草等),可减轻哮喘症状和降低气道高反应性,适用于变应原明确但难以避免的哮喘患者。其远期疗效和安全性尚待进一步研究与评价。变应原制备的标准化也有待加强。哮喘患者应用此疗法应严格在医师指导下进行。目前已试用舌下给药的变应原免疫疗法。变应原特异性免疫疗法应该是在严格的环境隔离和药物干预无效(包括吸入激素)情况下考虑的治疗方法。现在没有研究比较其和药物干预的疗效差异。现在还没有证据支持使用复合变应原进行免疫治疗的价值。

8.其他治疗哮喘药物

(1)抗组胺药物:口服第二代抗组胺药物(H_1 受体拮抗药)如酮替芬、氯雷他定、阿司咪唑、氮草司丁、特非那丁等具有抗变态反应作用,在哮喘治疗中的作用较弱,可用于伴有变应性鼻炎哮喘患者的治疗。这类药物的不良反应主要是嗜睡。阿司咪唑和特非那丁可引起严重的心血管不良反应,应谨慎使用。

(2)其他口服抗变态反应药物:如曲尼司特、瑞吡司特等可应用于对轻至中度哮喘的治疗,其主要不良反应是嗜睡。

(3)可能减少口服糖皮质激素剂量的药物:包括口服免疫调节药(甲氨蝶呤、环孢素、金制剂等)、某些大环内酯类抗生素和静脉应用免疫球蛋白等。其疗效尚待进一步研究。

(4)中医中药:采用辨证施治,有助于对慢性缓解期哮喘的治疗。有必要对临床疗效较为确切的中(成)药或方剂开展多中心随机双盲的临床研究。

(三)急性发作期的治疗

哮喘急性发作的治疗取决于发作的严重程度及对治疗的反应。治疗的目的在于尽快缓解症状、解除气流受限和低氧血症,同时还需要制订长期治疗方案以预防再次急性发作。

对于具有哮喘相关死亡高危因素的患者,需要给予高度重视,这些患者应当尽早到医疗机构就诊。高危患者包括:①曾经有过气管插管和机械通气的濒于致死性哮喘的病史;②在过去1年中曾因为哮喘而住院或曾在急诊室就诊;③正在使用或最近刚刚停用口服激素;④目前未使用吸入激素;⑤过分依赖速效 β_2 受体激动药,特别是每月使用沙丁胺醇(或等效药物)超过1支的患者;⑥有心理疾病或社会心理问题,包括使用镇静药;⑦有对哮喘治疗计划不依从的历史。

轻度和部分中度急性发作患者可以在家庭中或社区中进行治疗。家庭或社区中的治疗措施主要为重复吸入速效 β_2 受体激动药,在第1小时每20分钟吸入2~4喷。随后根据治疗反应,轻度急性发作可调整为每3~4小时吸入2~4喷,中度急性发作每1~2小时吸入6~10喷。如果对吸入性 β_2 受体激动药反应良好(呼吸困难显著缓解,PEF占预计值>80%或个人最佳值,且疗效维持3~4小时),通常不需要使用其他的药物。如果治疗反应不完全,尤其是在控制性治疗的基础上发生的急性发作,应尽早口服激素(泼尼松龙0.5~1 mg/kg或等效剂量的其他激素),必要时到医院就诊。

部分中度和所有重度急性发作患者均应到急诊室或医院治疗。除氧疗外,应重复使用速效 β_2 受体激动药,可通过压力定量气雾剂的储雾器给药,也可通过射流雾化装置给药。推荐在初始治疗时连续雾化给药,随后根据需要间断给药(每 4 小时 1 次)。目前尚无证据支持常规静脉使用 β₂ 受体激动药。联合使用 β₂ 受体激动药和抗胆碱能制剂(如异丙托溴铵)能够取得更好的支气管舒张作用。茶碱的支气管舒张作用弱于 SABA,不良反应较大,应谨慎使用。对规则服用茶碱缓释制剂的患者,静脉使用茶碱应尽可能监测茶碱血药浓度。中重度哮喘急性发作患者应尽早使用全身激素,特别是对速效 β₂ 受体激动药初始治疗反应不完全或疗效不能维持,以及在口服激素基础上仍然出现急性发作的患者。口服激素与静脉给药疗效相当,不良反应小。

推荐用法:泼尼松龙 30～50 mg 或等效的其他激素,每天单次给药。严重的急性发作或口服激素不能耐受时,可采用静脉注射或滴注,如甲泼尼龙 80～160 mg,或氢化可的松 400～1 000 mg 分次给药。地塞米松因半衰期较长,对肾上腺皮质功能抑制作用较强,一般不推荐使用。静脉给药和口服给药的序贯疗法有可能减少激素用量和不良反应,如静脉使用激素 2～3 天,继之以口服激素 3～5 天。不推荐常规使用镁制剂,可用于重度急性发作(FEV₁ 25%～30%)或对初始治疗反应不良者。

重度和危重哮喘急性发作经过上述药物治疗,临床症状和肺功能无改善甚至继续恶化者,应及时给予机械通气治疗,其指征主要包括:意识改变、呼吸肌疲劳、PaCO₂ 不低于 6.0 kPa(45 mmHg)等。可先采用经鼻(面)罩无创机械通气,若无效应及早行气管插管机械通气。哮喘急性发作机械通气需要较高的吸气压,可使用适当水平的呼气末正压(PEEP)治疗。如果需要过高的气道峰压和平台压才能维持正常通气容积,可试用允许性高碳酸血症通气策略以减少呼吸机相关肺损伤。

初始治疗症状显著改善,PEF 或 FEV₁ 占预计值的百分比恢复到或个人最佳值 60% 者以上可回家继续治疗,PEF 或 FEV₁ 为 40%～60% 者应在监护下回到家庭或社区继续治疗,治疗前 PEF 或 FEV₁ 低于 25% 或治疗后低于 40% 者应入院治疗。在出院时或近期的随访时,应当为患者制订一个详细的行动计划,审核患者是否正确使用药物、吸入装置和峰流速仪,找到急性发作的诱因并制订避免接触的措施,调整控制性治疗方案。严重的哮喘急性发作意味着哮喘管理的失败,这些患者应当给予密切监护、长期随访,并进行长期哮喘教育。

大多数哮喘急性发作并非由细菌感染引起,应严格控制抗菌药物的使用指征,除非有细菌感染的证据,或属于重度或危重哮喘急性发作。

(四)慢性持续期的治疗

哮喘的治疗应以患者的病情严重程度为基础,根据其控制水平类别选择适当的治疗方案。哮喘药物的选择既要考虑药物的疗效及其安全性,也要考虑患者的实际状况,如经济收入和当地的医疗资源等。要为每个初诊患者制订哮喘防治计划,定期随访、监测,改善患者的依从性,并根据患者病情变化及时修订治疗方案。哮喘患者长期治疗方案分为 5 级(表 2-6)。

表 2-6　根据哮喘病情控制分级制订治疗方案

第 1 级	第 2 级	第 3 级	第 4 级	第 5 级
哮喘教育、环境控制				
按需使用短效 β_2 受体激动药	按需使用短效 β_2 受体激动药			
控制性药物	选用 1 种 低剂量 ICS 白三烯调节药	选用 1 种 低剂量的 ICS 加 LABA 中高剂量的 ICS 低剂量的 ICS 加白三烯调节药 低剂量的 ICS 加缓释茶碱	加用 1 种或以上 中高剂量的 ICS 加 LABA 白三烯调节药 缓释茶碱	加用 1 种或 2 种 口服最小剂量的糖皮质激素 抗 IgE 治疗

注:ICS:吸入糖皮质激素。

对以往未经规范治疗的初诊哮喘患者可选择第 2 级治疗方案,哮喘患者症状明显,应直接选择第 3 级治疗方案。从第 2 级到第 5 级的治疗方案中都有不同的哮喘控制药物可供选择。而在每一级中都应按需使用缓解药物,以迅速缓解哮喘症状。如果使用含有福莫特罗和布地奈德单一吸入装置进行联合治疗时,可作为控制和缓解药物应用。

如果使用该分级治疗方案不能够使哮喘得到控制,治疗方案应该升级直至达到哮喘控制为止。当哮喘控制并维持至少 3 个月后,治疗方案可考虑降级。建议减量方案:①单独使用中至高剂量吸入激素的患者,将吸入激素剂量减少 50%;②单独使用低剂量激素的患者,可改为每天1次用药;③联合吸入激素和 LABA 的患者,将吸入激素剂量减少约 50%,仍继续使用 LABA 联合治疗。当达到低剂量联合治疗时,可选择改为每天 1 次联合用药或停用 LABA,单用吸入激素治疗。若患者使用最低剂量控制药物达到哮喘控制 1 年,并且哮喘症状不再发作,可考虑停用药物治疗。上述减量方案尚待进一步验证。通常情况下,患者在初诊后应 2~4 周回访 1 次,以后每1~3 个月随访 1 次。出现哮喘发作时应及时就诊,哮喘发作后 2 周至 1 个月内应进行回访。

对于处于我国贫困地区或经济收入较低的哮喘患者,视其病情严重程度不同,长期控制哮喘的药物推荐使用方案为:①吸入低剂量激素;②口服缓释茶碱;③吸入激素联合口服缓释茶碱;④口服激素和缓释茶碱。这些治疗方案的疗效与安全性需要进一步临床研究,尤其要监测长期口服激素可能引起的全身不良反应。

八、教育与管理

尽管哮喘尚不能根治,但通过有效的哮喘管理,通常可以实现哮喘控制。成功的哮喘管理目标包括:①达到并维持症状的控制;②维持正常活动,包括运动能力;③维持肺功能水平尽量接近正常;④预防哮喘急性加重;⑤避免因哮喘药物治疗导致的不良反应;⑥预防哮喘导致的死亡。

建立医患之间的合作关系是实现有效的哮喘管理的首要措施。其目的是指导患者自我管理,对治疗目标达成共识,制订个体化的书面管理计划,包括自我监测、对治疗方案和哮喘控制水平进行周期性评估,在症状和(或)PEF 提示哮喘控制水平变化的情况下,针对控制水平及时调整治疗以达到并维持哮喘控制。其中对患者进行哮喘教育是最基本的环节。

(一)哮喘教育

哮喘教育必须成为医患之间所有互助关系中的组成部分。对医院、社区、专科医师、全科医师及其他医务人员进行继续教育,通过培训哮喘管理知识,提高与患者沟通技巧,做好患者及家属教育。患者教育的目标是增加理解、增强技能、增加满意度、增强自信心、增加依从性和自我管理能力,增进健康,减少卫生保健资源使用。

1.教育内容

(1)通过长期规范治疗能够有效控制哮喘。

(2)避免触发、诱发因素及方法。

(3)哮喘的本质、发病机制。

(4)哮喘长期治疗方法。

(5)药物吸入装置及使用方法。

(6)自我监测,即如何测定、记录、解释哮喘日记内容、症状评分、应用药物、PEF,哮喘控制测试(asthma control test,ACT)变化。

(7)哮喘先兆、哮喘发作征象和相应自我处理方法,如何、何时就医。

(8)哮喘防治药物知识。

(9)如何根据自我监测结果判定控制水平,选择治疗。

(10)心理因素在哮喘发病中的作用。

2.教育方式

(1)初诊教育:是最重要的基础教育和启蒙教育是医患合作关系起始的个体化教育,首先应提供患者诊断信息,了解患者对哮喘治疗的期望和可实现的程度,并至少进行以上(1)至(6)内容教育,预约复诊时间,提供教育材料。

(2)随访教育和评价:是长期管理方法,随访时应回答患者的疑问、评估最初疗效。定期评价、纠正吸入技术和监测技术,评价书面管理计划,理解实施程度,反复提供更新教育材料。

(3)集中教育:定期开办哮喘学校、学习班、俱乐部、联谊会进行大课教育和集中答疑。

(4)自学教育:通过阅读报纸、杂志、文章、看电视节目、听广播进行。

(5)网络教育:通过中国哮喘联盟网、全球哮喘防治创议网 GINA 等或互动多媒体技术传播防治信息。

(6)互助学习:举办患者防治哮喘经验交流会。

(7)定点教育:与社区卫生单位合作,有计划开展社区、患者、公众教育。

(8)调动全社会各阶层力量宣传普及哮喘防治知识。

哮喘教育是一个长期、持续过程,需要经常教育,反复强化,不断更新,持之以恒。

(二)哮喘管理

1.确定并减少危险因素接触

尽管对已确诊的哮喘患者应用药物干预,对控制症状和改善生活质量非常有效,但仍应尽可能避免或减少接触危险因素,以预防哮喘发病和症状加重。

许多危险因素可引起哮喘急性加重,被称为"触发因素",包括变应原、病毒感染、污染物、烟草烟雾、药物。减少患者对危险因素的接触,可改善哮喘控制并减少治疗药物需求量。早期确定职业性致敏因素,并防止患者进一步接触致敏因素是职业性哮喘管理的重要组成部分。

2.评估、治疗和监测

哮喘治疗的目标是达到并维持哮喘控制。大多数患者或家属通过医患合作制订的药物干预策略,能够达到这一目标,患者的起始治疗及调整是以患者的哮喘控制水平为依据,包括评估哮喘控制、治疗以达到控制,以及监测以维持控制这样一个持续循环过程(图 2-1)。

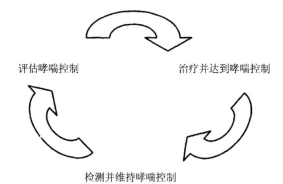

评估哮喘控制　　　　治疗并达到哮喘控制

检测并维持哮喘控制

图 2-1　哮喘长期管理的循环模拟

一些经过临床验证的哮喘控制评估工具如 ACT、哮喘控制问卷、哮喘治疗评估问卷等,也可用于评估哮喘控制水平。经国内多中心验证表明哮喘评估工具 ACT 不仅易学易用且适合中国国情。ACT 仅通过回答有关哮喘症状和生活质量的 5 个问题的评分进行综合判定,25 分为控制、20～24 分为部分控制、20 分以下为未控制,并不需要患者检查肺功能。这些问卷不仅用于临床研究,还可以在临床工作中评估患者的哮喘控制水平,通过长期连续检测维持哮喘控制,尤其适合在基层医疗机构推广,作为肺功能的补充,既适用于医师,也适用于患者自我评估哮喘控制,患者可以在家庭或医院,就诊前或就诊期间完成哮喘控制水平的自我评估。这些问卷有助于改进哮喘控制的评估方法并增进医患双向交流,并提供了反复使用的客观指标,以便长期监测(表 2-7)。

表 2-7　哮喘控制测试(ACT)

问题 1	在过去 4 周内,在工作、学习或家庭中,有多少时候哮喘妨碍您进行日常活动				
	所有时间 1	大多数时间 2	有些时候 3	很少时候 4	没有 5　得分
问题 2	在过去 4 周内,您有多少次呼吸困难?				
	每天不止 1 次 1	每天 1 次 2	每周 3 至 6 次 3	每周 1 至 2 次 4	完全没有 5　得分
问题 3	在过去 4 周内,因为哮喘症状(喘息、咳嗽、呼吸困难、胸闷或疼痛),您有多少次在夜间醒来或早上比平时早醒				
	每周 4 晚或更多 1	每周 2 至 3 晚 2	每周 1 次 3	1 至 2 次 4	没有 5　得分
问题 4	在过去 4 周内,您有多少次使用急救药物治疗(如沙丁胺醇)?				
	每天 3 次以上 1	每天 1 至 2 次 2	每周 2 至 3 次 3	每周 1 次或更少 4	没有 5　得分

续表

问题5	您如何评价过去4周内,您的哮喘控制情况?					
	没有控制1	控制很差2	有所控制3	控制很好4	完全控制5	得分

注:第1步:请将每个问题的得分写在右侧的框中。请尽可能如实回答,这将有助于与医师讨论您的哮喘;第2步:把每一题的分数相加得出总分;第3步:寻找总分的含义。25分:完全控制;20~24分:部分控制;低于20分:未得到控制。

在哮喘长期管理治疗过程中,必须采用评估哮喘控制方法,连续监测提供可重复的客观指标,从而调整治疗,确定维持哮喘控制所需的最低治疗级别,以便维持哮喘控制,降低医疗成本。

第二节 支气管扩张

支气管扩张是一种支气管慢性异常扩张的疾病,通常由直径>2 mm 的中等大小近端支气管及其周围组织慢性炎症及支气管阻塞,引起支气管组织结构较严重的病理性破坏所致。儿童及青少年多见,常继发于麻疹、百日咳后的支气管炎,迁延不愈的支气管肺炎等。主要症状为慢性咳嗽、咳大量脓痰和(或)反复咯血。

一、病因和发病机制

(一)支气管-肺组织感染

婴幼儿时期支气管肺组织感染是支气管扩张最常见的病因。由于婴幼儿支气管较细,且支气管壁发育尚未完善,管壁薄弱,易于阻塞和遭受破坏。反复感染破坏支气管壁各层组织,尤其是肌层组织及弹性组织的破坏,减弱了对管壁的支撑作用。支气管炎使支气管黏膜充血、水肿、分泌物堵塞引流不畅,从而加重感染。左下叶支气管细长且位置低,受心脏影响,感染后引流不畅,故发病率高。左舌叶支气管开口与左下叶背段支气管开口相邻,易被左下叶背段感染累及,因此两叶支气管同时扩张也常见。

支气管内膜结核引起管腔狭窄、阻塞、引流不畅,导致支气管扩张。肺结核纤维组织增生、牵拉收缩,也导致支气管变形扩张,因肺结核多发于上叶,引流好,痰量不多或无痰,所以称之为"干性"支气管扩张。其他如吸入腐蚀性气体、支气管曲霉菌感染、胸膜粘连等可损伤或牵拉支气管壁,反复继发感染,引起支气管扩张。

(二)支气管阻塞

肿瘤、支气管异物和感染均引起支气管腔内阻塞,支气管周围肿大淋巴结或肿瘤的外压可致支气管阻塞。支气管阻塞导致肺不张,失去肺泡弹性组织缓冲,胸腔负压直接牵拉支气管壁引起支气管扩张。右肺中叶支气管细长,有三组淋巴结围绕,因非特异性或结核性淋巴结炎而肿大,从而压迫支气管,引起右肺中叶肺不张和反复感染,又称中叶综合征。

(三)支气管先天性发育障碍和遗传因素

支气管先天发育障碍,如巨大气管-支气管症,可能是先天性结缔组织异常、管壁薄弱所致的扩张。因软骨发育不全或弹性纤维不足,导致局部管壁薄弱或弹性较差所致支气管扩张,常伴有鼻旁窦炎及内脏转位(右位心),称为Kartagener综合征。与遗传因素有关的肺囊性纤维化,由于支气管黏液腺分泌大量黏稠黏液,分泌物潴留在支气管内引起阻塞、肺不张和反复继发感染,可发生支气管扩张。遗传性 α_1-抗胰蛋白酶缺乏症也伴有支气管扩张。

(四)全身性疾病

近年来发现类风湿关节炎、克罗恩病、溃疡性结肠炎、系统性红斑狼疮、支气管哮喘和泛细支气管炎等疾病可同时伴有支气管扩张。一些不明原因的支气管扩张,其体液和细胞免疫功能有不同程度的异常,提示支气管扩张可能与机体免疫功能失调有关。

二、病理

发生支气管扩张的主要原因是炎症。支气管壁弹力组织、肌层及软骨均遭到破坏,由纤维组织取代,使管腔逐渐扩张。支气管扩张的形状可为柱状或囊状,也常混合存在呈囊柱状。典型的病理改变为支气管壁全层均有破坏,黏膜表面常有溃疡及急、慢性炎症,纤毛柱状上皮细胞鳞状化生、萎缩,杯状细胞和黏液腺增生,管腔变形、扭曲、扩张,腔内含有多量分泌物。常伴毛细血管扩张,或支气管动脉和肺动脉的终末支扩张与吻合,进而形成血管瘤,破裂可出现反复大量咯血。支气管扩张发生反复感染,病变范围扩大蔓延,逐渐发展影响肺通气功能及肺弥散功能,导致肺动脉高压,可引起肺心病、右心衰竭。

三、临床表现

本病多起病于小儿或青年,呈慢性经过,多数患者在童年期有麻疹、百日咳或支气管肺炎迁延不愈的病史。早期常无症状,随病情发展可出现典型临床症状。

(一)症状

(1)慢性咳嗽、大量脓痰:与体位改变有关,每天痰量可达 100～400 mL,支气管扩张分泌物积潴,体位变动时分泌物刺激支气管黏膜,引起咳嗽和排痰。痰液静置后分 3 层:上层为泡沫,中层为黏液或脓性黏液,底层为坏死组织沉淀物。合并厌氧菌混合感染时,则痰有臭味,常见病原体为铜绿假单胞菌、金黄色葡萄球菌、流感嗜血杆菌、肺炎链球菌和卡他莫拉菌。

(2)反复咯血:50%～70%的患者有不同程度的咯血史,从痰中带血至大量咯血,咯血量与病情严重程度、病变范围不一定成比例。部分患者以反复咯血为唯一症状,平时无咳嗽、咳脓痰等症状,称为干性支气管扩张,病变多位于引流良好的上叶支气管。

(3)反复肺部感染:特点为同一肺段反复发生肺炎并迁延不愈,此由于扩张的支气管清除分泌物的功能丧失,引流差,易于反复发生感染。

(4)慢性感染中毒症状:反复感染可引起发热、乏力、头痛、食欲减退等,病程较长者可有消瘦、贫血,儿童可影响生长发育。

(二)体征

早期或干性支气管扩张可无异常肺部体征。典型者在下胸部、背部可闻及固定、持久的局限性粗湿啰音,有时可闻及哮鸣音。部分慢性患者伴有杵状指(趾),病程长者可有贫血和营养不良,出现肺炎、肺脓肿、肺气肿、肺心病等并发症时可有相应体征。

四、实验室检查及辅助检查

(一)实验室检查

白细胞总数与分类一般正常,急性感染时白细胞总数及中性粒细胞比例可增高,贫血患者血红蛋白下降,红细胞沉降率可增快。

(二)X 线检查

早期轻症患者胸部 X 线片可无特殊发现,典型 X 线表现为一侧或双侧下肺纹理增粗紊乱,其中有多个不规则的透亮阴影,或沿支气管分布的蜂窝状、卷发状阴影,急性感染时阴影内可出现小液平面。柱状支气管扩张的 X 线表现是"轨道征",为增厚的支气管壁影。胸部 CT 显示支气管管壁增厚的柱状扩张,并延伸至肺周边,或成串、成簇的囊状改变,可含气液平面。支气管造影可确诊此病,并明确支气管扩张的部位、形态、范围和病变严重程度,为手术治疗提供资料。高分辨 CT 较常规 CT 具有更高的空间和密度分辨力,能够显示以次级肺小叶为基本单位的肺内细微结构,已基本取代支气管造影(图 2-2)。

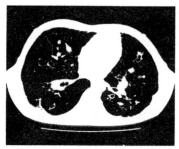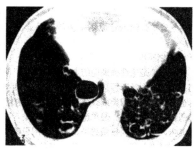

图 2-2 胸部 CT

(三)支气管镜检查

可发现出血、扩张或阻塞部位及原因,可进行局部灌洗、清除阻塞,局部止血,取灌洗液行细菌学、细胞学检查,有助于诊断、鉴别诊断与治疗。

五、诊断

根据慢性咳嗽、咳大量脓痰、反复咯血和肺同一肺段反复感染等病史,查体于下胸部及背部可闻及固定而持久的粗湿啰音、结合童年期有诱发支气管扩张的呼吸道感染病史,X 线显示局部肺纹理增粗、紊乱或呈蜂窝状、卷发状阴影,可做出初步临床诊断,支气管造影或高分辨 CT 可明确诊断。

六、鉴别诊断

(一)慢性支气管炎

多发生于中老年吸烟者,于气候多变的冬春季节咳嗽、咳痰明显,多为白色黏液痰,感染急性发作时出现脓性痰,反复咯血症状不多见,两肺底散在的干、湿啰音,咳嗽后可消失。胸部 X 线片肺纹理紊乱,或有肺气肿改变。

(二)肺脓肿

起病急,全身中毒症状重,有高热、咳嗽、咳大量脓臭痰,X 线检查可见局部浓密炎症阴影,其中有空洞伴气液平面,经有效抗生素治疗后炎症可完全吸收。慢性肺脓肿则以往有急性肺脓肿的病史。支气管扩张和肺脓肿可以并存。

(三)肺结核

常有低热、盗汗、乏力等结核中毒症状,干、湿性啰音多位于上肺部,胸部

X 线片和痰结核菌检查可做出诊断。结核可合并支气管扩张,部位多见于双肺上叶及下叶背段支气管。

(四)先天性肺囊肿

先天性肺囊肿是一种先天性疾病,无感染时可无症状,X 线检查可见多个薄壁的圆形或椭圆形阴影,边界纤细,周围肺组织无炎症浸润,胸部 CT 检查和支气管造影有助于诊断。

(五)弥漫性泛细支气管炎

慢性咳嗽、咳痰,活动时呼吸困难,合并慢性鼻旁窦炎,胸部 X 线片与胸部 CT 示有弥漫分布的边界不太清楚的小结节影。类风湿因子、抗核抗体、冷凝集试验可呈阳性,需病理学确诊。大环内酯类的抗生素治疗 2 个月以上有效。

七、治疗

支气管扩张的治疗原则是防治呼吸道反复感染,保持呼吸道引流通畅,必要时手术治疗。

(一)控制感染

控制感染是急性感染期的主要治疗措施。应根据病情参考细菌培养及药物敏感试验结果选用抗菌药物。轻者可选用氨苄西林或阿莫西林 0.5 g,一天 4 次,或用第一、二代头孢菌素;也可用喹诺酮类或磺胺类药物。重症患者需静脉联合用药;如三代头孢菌素加氨基糖苷类药物有协同作用。假单胞菌属细菌感染者可选用头孢他啶、头孢吡肟和亚胺培南等。若痰有臭味,多伴有厌氧菌感染,则可加用甲硝唑 0.5 g 静脉滴注,一天 2~3 次;或替硝唑 0.4~0.8 g 静脉滴注,一天 2 次。其他抗菌药物如大环内酯类、四环素类可酌情应用。经治疗后如体温正常,脓痰明显减少,则治疗 1 周左右考虑停药。缓解期不必常规使用抗菌药物,应适当锻炼,增强体质。

(二)清除痰液

清除痰液是控制感染和减轻全身中毒症状的关键。

1.祛痰剂

口服氯化铵 0.3~0.6 g,或溴己新 8~16 mg,每天 3 次。

2.支气管舒张剂

由于支气管痉挛,部分患者痰液排出困难,在无咳血的情况下,可口服氨茶碱 0.1~0.2 g,一天 3~4 次或其他缓解气道痉挛的药物,也可加用 β_2-受体激动剂或异丙托溴铵吸入。

3.体位引流

体位引流是根据病变部位采取不同的体位,原则上使患处处于高位,引流支气管的开口朝下,以利于痰液排入大气道咳出,对于痰量多、不易咳出者更为重要。每天2～4次,每次15～30分钟。引流前可行雾化吸入,体位引流时轻拍患者病变部位以提高引流效果。

4.纤维支气管镜吸痰

若体位引流痰液难以排出,可行纤维支气管镜吸痰,清除阻塞。可用生理盐水冲洗稀释痰液,并局部应用抗生素治疗,效果明显。

(三)咯血的处理

大咯血最重要的环节是防止窒息。若经内科治疗未能控制,可行支气管动脉造影,对出血的小动脉定位后注入明胶海绵或聚乙烯醇栓,或导入钢圈进行栓塞止血。

(四)手术治疗

适用于心肺功能良好,反复呼吸道感染或大咯血经内科治疗无效,病变范围局限于一叶或一侧肺组织者。危及生命的大咯血,明确出血部位时部分患者需行急诊手术。

八、预防及预后

积极防治婴幼儿麻疹、百日咳、支气管肺炎及肺结核等慢性呼吸道疾病,增强机体免疫及抗病能力,防止误吸异物及尘埃,预防呼吸道感染。

病变较轻者及病灶局限内科治疗无效但可行手术切除者预后好;病灶广泛、后期并发肺心病者预后差。

第三节 上气道梗阻

上气道指鼻至气管隆嵴一段的传导性气道,通常以胸腔入口(体表标志为胸骨上切迹)为标志,分为胸腔外上气道和胸腔内上气道两部分。上气道疾病颇多,部分归入鼻咽喉科的诊治范围,也有不少就诊于呼吸内科,或者划界并不明确,如鼾症和睡眠呼吸暂停综合征。上气道疾病最常见和最具特征性的症状是上气道梗阻（upper airway obstruction，UAO）。本节用症状而不用疾病单独讨论旨在强调：①UAO 有别于下气道（或弥漫性气道）梗阻（如 COPD、哮喘），需要注意鉴别，而临床常有将上气道梗阻长期误诊为哮喘者；②UAO 又分为急性和慢性，前者为呼吸急诊，需要紧急处理，不得有丝毫延误；③UAO 具有特征性的肺功能流量-容积（F-V）环的变化，临床医师应当善于运用这项检查识别不同类型的 UAO。

一、上气道梗阻的原因

按急性和慢性列于表 2-8。

表 2-8　上气道梗阻的原因

急性

　　异物吸入

　　水肿：过敏性、血管神经性、烟雾吸入

　　感染：扁桃腺炎、咽炎、会厌炎、咽后壁脓肿、急性阻塞性喉气管支气管炎（croup）、免疫抑制患者喉念珠菌病

慢性

　　声带：麻痹、功能障碍

　　气管异常：气管支气管软化、复发性多软骨炎、气管支气管扩大、骨质沉着性气管支气管病

　　浆细胞病变：气管支气管淀粉样变

　　肉芽肿性疾病：结节病（咽、气管/主支气管、纵隔淋巴结压迫）、结核（咽后壁脓肿，喉、气管/主支气管、纵隔淋巴结压迫）

　　韦格纳肉芽肿（声门下狭窄、溃疡性气管支气管炎）

　　气管狭窄：插管后、气管切开后、创伤、食管失弛缓症

　　气管受压/受犯：甲状腺肿、甲状腺癌、食管癌、纵隔肿瘤（淋巴瘤、淋巴结转移肿瘤）、主动脉瘤

　　肿瘤：咽/喉/气管（乳头瘤病）

儿童上气道梗阻的附加原因

　　急性：喉炎、免疫抑制儿童的喉部病变、白喉

　　慢性：Down 综合征（各种原因的多部位病变或狭窄）、小颏、先天性喉鸣、血管环（双主动脉弓畸形）压迫气管、先天性声门下狭窄、黏多糖病

二、病理生理和肺功能改变

胸外的上气道处于大气压下，胸内部分则在胸膜腔内压作用之下。气管内外两侧的压力差为跨壁压。当气管外压大于胸膜腔内压，跨壁压为正值时，气道则趋于闭合；当跨壁压为负值时，即气管内压大于气管外压，气管通畅（图 2-3）。

上气道梗阻主要使患者肺泡通气减少,弥散功能则多属正常。上气道梗阻的位置、程度、性质(固定型或可变型)及呼气或吸气相压力的变化,引起患者出现不同的病理生理改变,产生吸气气流受限、呼气气流受限,抑或两者均受限。临床上,根据呼吸气流受阻的不同可将上气道梗阻分为三种,即可变型胸外上气道梗阻、可变型胸内上气道梗阻和固定型上气道梗阻。

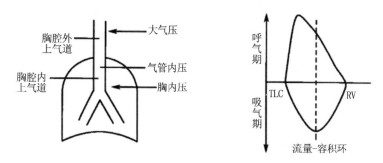

图 2-3　与气道口径有关的压力及正常流量-容积环

(一)可变型胸外上气道梗阻

可变型胸外上气道梗阻是指梗阻部位气管内腔大小可因气管内外压力改变而变化的上气道梗阻,见于气管软化及声带麻痹等疾病的患者。正常情况下,胸外上气道外周的压力在整个呼吸周期均为大气压,吸气时由于气道内压降低,引起跨壁压增大,其作用方向为由管外向管内,导致胸外上气道倾向于缩小。存在可变型胸外上气道梗阻的患者,当其用力吸气时,由于 Ventuff 效应和湍流导致阻塞远端的气道压力显著降低,跨壁压明显增大,引起阻塞部位气道口径进一步缩小,出现吸气气流严重受限;相反,当其用力呼气时,气管内压力增加,由于跨壁压降低,其阻塞程度可有所减轻。动态流量-容积环表现为吸气流速受限而呈现吸气平台,但呼气流速受限较轻则不出现平台,甚或呈现正常图形,50%肺活量用力呼气流速($FEF_{50\%}$)与 50%肺活量用力吸气流速($FIF_{50\%}$)之比 >1.0,见图 2-4。

(二)可变型胸内上气道梗阻

可变型胸内上气道梗阻见于胸内气道的气管软化及肿瘤患者。由于胸内上气道周围的压力与胸膜腔内压接近,管腔外压(胸膜腔内压)与管腔内压相比为负压,跨壁压的作用方向由管腔内向管腔外,导致胸内气道倾向于扩张。当患者用力呼气时,Venturi 效应和湍流可使阻塞近端的气道压力降低,也引起阻塞部位气道口径进一步缩小,但出现呼气气流严重受阻。动态流量-容积环描记

$FEF_{50\%}/FIF_{50\%}\leqslant0.2$,见图 2-4。

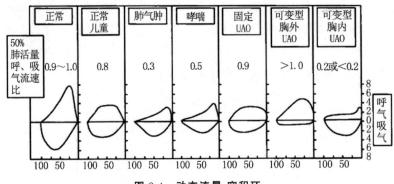

图 2-4　动态流量-容积环

(三)固定型上气道梗阻

固定型上气道梗阻是指上气道梗阻性病变部位僵硬固定,呼吸时跨壁压的改变不能引起梗阻部位的气道口径变化,见于气管狭窄和甲状腺肿瘤患者。这类患者,其吸气和呼气时气流均明显受限且程度相近,动态流量-容积环的吸气流速和呼气流速均呈现平台。多数学者认为,50%肺活量时呼气流速与吸气流速之比($FEF_{50\%}/FIF_{50\%}$)等于1是固定型上气道梗阻的特征。但与阻塞病变邻近的正常气道可出现可变型阻塞,对 $FEF_{50\%}/FIF_{50\%}$ 有一定的影响,应予以注意。

三、临床表现

急性上气道梗阻通常呈现突发性严重呼吸困难,听诊可闻及喘鸣音。初起喘鸣音呈吸气性,随着病情进展可出现呼气鼾鸣声。严重者可有缺氧等急性呼吸衰竭的表现。慢性上气道梗阻早期症状不明显。逐渐出现刺激性干咳、气急。喘鸣音可以传导至胸,因而容易误判为肺部哮鸣音,误诊为哮喘或 COPD。因病因不同可有相应的症状或体征,如肿瘤常有痰中带血,声带麻痹则有声嘶和犬吠样咳嗽。

四、诊断

基本要点和程序包括:①对可疑患者的搜寻;②肺功能检测,特别要描记流量-容积曲线;③影像学或鼻咽喉科检查,寻找阻塞及其定位;④必要时借助喉镜或纤维支气管镜进行活组织检查,确立病理学诊断。

五、呼吸内科涉及上气道梗阻(UAO)的主要疾病及治疗

从定位而言呼吸内科涉及的 UAO 指气管疾病,即胸内上气道梗阻。以下

简要叙述除外肿瘤和感染的另几种重要气管疾病。

(一)气管支气管软化

本病病因和病理生理不明。临床见于气管切开术后(尤其是儿童)、黏多糖综合征(黏多糖在气管壁沉积),其他可能的原因有吸烟、老年性退化、过高气道压(可能继发于慢性下气道阻塞)、纤维组织先天性脆弱。气道软骨变软,弹力纤维丧失。肉眼观可分为两类,即"新月"型(后气道壁陷入管腔)和"刀鞘"型(侧壁塌陷)。主要症状是气急、咳嗽、咳痰、反复呼吸道感染和咯血。治疗方法主要有3种,即持续气道正压通气、气管切开和气管支架植入,可按病情严重程度参考其他相关因素进行选择。

(二)复发性多软骨炎(relapsing polychondritis,RP)

本病是一种累及全身软骨的自身免疫性结缔组织病,1923 年,Jackson Wartenhorst 首先对此作了描述。主要引起鼻、耳、呼吸道软骨的反复炎症与破坏,也有关节炎、巩膜炎及主动脉、心脏、肾脏受累的报道。约 50% 患者病变发生在气管和主支气管,与气管支气管软化非常相似,有作者认为 RP 是气管-支气管软化的原因之一。临床表现为咳嗽、声嘶、气急和喘鸣等。诊断的关键是医师在气急和喘鸣患者的临诊中熟悉和警惕本病。

肺功能流速-容量环描记、颈胸部高 KV 摄片、气管分层摄片均有助于发现上气道狭窄,最直接的诊断证据是纤维支气管镜检查显示气管软骨环消失和气道壁塌陷、狭窄。本病缺少实验室诊断标准。糖皮质激素、氨苯砜和非类固醇消炎药可能有一定治疗作用。威胁生命时需要气管切开。气管支架植入可能在一定时期内获益。

(三)气管-支气管淀粉样变

原发性淀粉样变累及气管-支气管树比较少见。Thompson 和 Citron 将其分为 3 种类型:①气管-支气管型(影响上气道或中心性气道);②小结节性肺实质型(肺内单发或多发性小结节);③弥漫性肺泡间隔型。后两型常误诊为肺肿瘤,经手术或尸检病理确诊。气管-支气管淀粉样变表现为大气道肿块或弥漫性黏膜下斑块。支气管镜下可见气管-支气管壁呈鹅卵石状,管壁显著增厚,可延及数级较小的支气管。临床症状无特异性。诊断有赖于纤维支气管镜活检、标本镜检和刚果红阳性染色。本病预后不良,但进展可以相当缓慢,少数患者可生存数十年。病变弥漫累及较小支气管者约 30% 在 4~6 年内死亡。本病治疗困难,激光凝灼、支架植入如果指征选择确当可以有一定效果。局部放疗偶尔也有帮助。最近有人提出可试用抗肿瘤化疗药物,但治疗反应很慢(6～12个月)。

(四)气管狭窄

气管狭窄相对常见,医源性(气管切开)为最常见原因,其他原因包括创伤、气道灼伤等。气管扩张术、支架植入和切除重建术可根据病情进行选择。气道灼伤引起的广泛狭窄治疗困难。

(五)气管-支气管扩大

本病一种先天性异常,表现为气管和主支气管萎缩、弹力纤维缺乏和气道肌层减少,气管和支气管变软,导致吸气时显著扩张,而呼气时狭窄陷闭。植入支架似乎是最好和唯一的治疗选择。

(六)骨质沉着性气管-支气管病

本病是老年人气管-支气管的退行性病变,表现为气管-支气管黏膜下软骨性或骨性小结节,如息肉样。轻者无症状,严重和广泛病变患者可出现咳嗽、咯血、气急、反复呼吸道感染及肺不张等。气管镜下摘除气道块状病灶可以有益。

第四节 肺 不 张

肺不张不是一个独立的疾病,而是多种胸部疾病的并发症。肺不张分为先天性和后天获得性两类。先天性肺不张是指胎儿出生时肺泡内无气体充盈,临床表现有不同程度呼吸困难、发绀。胸部 X 线片中双侧肺野呈弥散的粟粒状模糊阴影,有如磨玻璃状,胎儿可因严重缺氧死亡。后天获得性肺不张是指在生命的不同时期,由于各种不同原因引起肺萎陷,肺泡内无气体填充而形成的肺不张。本节主要论述后天获得性肺不张。

一、定义

肺不张是指肺脏部分的或局限于一侧的完全无气而导致的肺萎陷。肺不张可发生在肺的一侧、一大叶、一段或亚段。

二、病因和发病机制

根据累及的范围,肺不张可分为段、小叶、叶或整个肺的不张,也可根据其发病机制分为阻塞性和非阻塞性,后者包括粘连性、被动性、压迫性、瘢痕性和坠积性肺不张。大多数肺不张由叶或段的支气管内源性或外源性的阻塞所致。阻塞远段的肺段或肺叶内的气体吸收,使肺组织皱缩,在胸部 X 线片上表现为不透光区域,一般无支气管空气征,又称吸收性肺不张。若为多发性或周边型阻塞,可出现支气管空气征。非阻塞性肺不张通常由瘢痕或粘连引起,表现为肺容量的下降,多有透光度下降,一般有支气管空气征。瘢痕性肺不张来自慢性炎症,常伴有肺实质不同程度的纤维化。此种肺不张通常继发于支气管扩张、结核、真菌感染或机化性肺炎。

粘连性肺不张有周围气道与肺泡的塌陷,可为弥散性、多灶性或叶、段肺不张,其机制尚未完全明确,可能与缺乏表面活性物质有关。

压迫性肺不张由肺组织受邻近的扩张性病变的推压所致,如肿瘤、肺气囊、肺大疱,而松弛性(被动性)肺不张由胸腔内积气、积液所致,常表现为圆形肺不张。盘状肺不张较为少见,其发生与横膈运动减弱或呼吸运动减弱有关。

(一)气道腔内堵塞

气管或支气管腔内梗阻为肺不张最常见的直接原因。梗阻的远侧肺组织气体被吸收,肺泡萎陷。梗阻物多为支气管癌或良性肿瘤、误吸的异物、痰栓、肉芽肿或结石等。

1.支气管管腔内肿瘤

除肺泡细胞癌外,支气管肺癌是引起肺不张最常见的原因。以鳞癌为最多见,也可见于大细胞癌、小细胞癌,少见于腺癌。其他肿瘤,如类癌、支气管腺瘤、多形性腺瘤等也可引起支气管腔内堵塞。造成肺不张的范围取决于堵塞的部位和发展速度,可由一个肺叶至一侧全肺不张。结节状或块状的肿瘤除引起远端肺不张外,常并发阻塞性肺炎。

2.吸入异物

吸入异物引起的肺不张最常见于婴幼儿,或带牙托的迟钝老人,或见于口含钉、针、麦秆之类物体工作的成年人。异物大多为食物,如花生米、瓜子、鱼刺或碎骨等;其他如义齿等物。其停留的部位常依异物的大小、形状和气道内气流的速度而定。较大的异物或在腔内存留较久的异物,使空气不能进入相应的肺内,当原有残气逐渐被吸收后,导致肺不张。误吸异物后引起突然的呛咳可成为肺不张早期临床诊断的线索。但有时患者不能提供明确的吸入史,无症状期可以长短不一。当因阻塞引起继发性感染时,出现发热、咳痰,往往被误诊为气管炎或肺炎,而误漏异物吸入的诊断。异物吸入引起的体征变化不一。当其在管腔内呈瓣膜状时,出现哮鸣音,吸气时,气流通过,呼气时阻塞远端肺泡内的气体不能呼出,引起过度充气的局限性肺气肿,受损的肺过度充气,呼吸音降低,气管和心脏移向健侧。另一方面,当异物的瓣膜作用使气体易出而不易进时,肺不张很快形成,气管移向病侧。临床上见到的肺不张多属后一种情况。

胸部X线透视或摄片有助于异物吸入的诊断。有些异物可随体位变动,因此,X线片呈不同定位征象。有时不张的肺掩盖了支气管内异物的影像,需加深曝光摄片进行观察。

3.痰栓

支气管分泌的黏液不能及时排出而在腔内浓缩成块状将管腔堵塞,出现肺叶或肺段不张。例如支气管哮喘急性发作,气管切开,手术时过长时间的麻醉,术后卧床未保持适当的引流体位,特别是原有慢性呼吸道疾病、重度吸烟史,或急性呼吸道感染者,这些因素均可促使肺不张发生。当患者于术后24~48小时出现发热、气促、无效咳嗽时应警惕肺不张发生。不张的肺区叩诊呈浊音,呼吸音低钝。当有效地排除痰栓后,不张的肺可很快复张。

4.肉芽肿

有些肉芽肿性疾病在支气管腔内生长,形似肿块,引起管腔堵塞,其中以结核性肉芽肿最为常见。这类干酪性肉芽肿愈合后形成支气管内结石为肺不张少见的原因。

(二)压迫性肺不张

肺门、纵隔肿大的淋巴结,肺组织邻近的囊性或恶性肿瘤、血管瘤、心包积液等均可引起肺不张;如果正常胸腔的负压因胸腔内大量积液、积气而消失,则肺被压缩而导致压缩性肺不张,当这些压缩因素很快消失后,肺组织可以重新复张。

(三)肺组织弹性降低

肺组织非特异性炎症,引起支气管或肺结构被破坏,支气管收缩狭窄,导致肺泡无气,皱缩,失去弹性,体积缩小,呈长期肺不张。例如右肺中叶综合征常为非特异性感染导致肺不张的结果。

(四)胸壁病变引起的肺不张

外伤引起多发性肋骨骨折,或因神经、呼吸肌麻痹无力引起呼吸障碍,也常为肺不张的原因。继发的呼吸道感染是其促进因素。一般为局限性,多发生于病侧的下叶,或呈盘状不张。

(五)肺组织代谢紊乱引起的肺不张

肺表面活性物质降低的各种因素均可导致肺不张,如成人呼吸窘迫综合征。

三、临床表现

肺不张的临床表现轻重不一,取决于不同的病因、肺不张的部位或范围及有无并发症等。急性大面积的肺不张,或合并感染时,可出现咳嗽、喘鸣、咯血、脓痰、畏寒和发热,或因缺氧出现口唇、甲床发绀,病肺区叩诊呈浊音,呼吸音可降低。吸气时,如果有少量空气进入肺不张区,可以听到干或湿啰音。上叶肺不张因邻近气管有时听到支气管肺泡呼吸音。过大的心脏或动脉瘤压迫引起的肺不张往往听到血管杂音。缓慢发生的肺不张,在无继发感染时,往往无临床症状或阳性体征,特别是当肺受累的范围小,或周围肺组织能有效地代偿膨胀时尤其如此。一般常见于右肺中叶不张。

四、X 线检查主要征象

胸部 X 线片检查对肺不张具有非常重要的诊断价值,可分为肺不张的直接 X 线征象和间接 X 线征象,具体如下:

(一)肺不张的直接 X 线征象

1.密度增高

不张的肺组织透亮度降低,呈均匀致密的磨玻璃状。若肺叶不完全塌陷,尚有部分气体充盈于内时,其影像可能正常,或仅有密度增高。在肺不张的恢复期或伴有支气管扩张时,X 线影像欠均匀。

2.体积缩小

肺不张时一般在 X 线影像中可见到相应的肺叶体积缩小,但有时在亚段以下存在侧支通气时,肺体积的缩小并不明显。

3.形态、轮廓或位置的改变

叶段肺不张一般呈钝三角形,宽而钝的面朝向肋膈胸膜面,尖端指向肺门,有扇形、三角形、带形、圆形等。

(二)肺不张的间接 X 线征象

(1)叶间裂向不张的肺侧移位。

(2)肺纹理的分布异常:由于肺体积缩小,病变区的支气管与血管纹理聚拢,而邻近肺代偿性膨胀,致使血管纹理稀疏,并向不张的肺叶弓形移位。

(3)肺门影缩小和消失,向不张的病侧移位,或与肺不张的致密影像融合。

(4)纵隔、心脏、气管向患侧移位。有时健侧肺疝向患侧,而出现纵隔疝。

(5)横膈升高,胸廓缩小,肋间变窄。除了上述的肺不张直接或间接 X 线征象,有时肺不张在胸部 X 线片上呈现的某些特征也可作为病原学诊断的参考。

五、诊断

(一)肺不张的诊断

主要靠胸部 X 线所见。病因需结合病史,由于痰栓或手术后排痰困难所导致的肺不张,在临床密切观察下即可发现。

(二)病因诊断

由于肺不张不是一个独立的疾病,而是多种胸部疾病的并发症。因此,不能仅满足于做出肺不张的诊断,而应力求明确病因。尤其应该首先排除肿瘤引起的肺不张。纤维支气管镜检查和选择性支气管造影有助于对病因的诊断:①右上肺叶不张的肺裂呈反"S"形时常是肺癌的指征。②如纵隔向有大量胸腔积液的一侧移位,说明该侧存在着肺不张,这往往是肺癌的指征。③如不张的肺叶经支气管造影、CT 或纤维支气管镜等检查证明并无支气管阻塞,则肿瘤引起的肺不张基本上可以被排除。④如果同时有多肺叶或多肺段发生不张,且这些不张的肺叶或肺段的支气管开口并不是彼此相邻的,则肺不张由肺癌引起的可能性很小。

(三)各种类型的 X 线表现

诊断肺不张采用标准的后前位胸部 X 线片和侧位胸部 X 线片,它们均为重要的诊断手段。断层胸部X线片可显示支气管腔内堵塞的部位。

1.右侧肺、叶、段不张的 X 线表现

(1)右侧全肺不张:有主支气管堵塞引起右侧全肺不张,右肺密度均匀增高,致密呈磨玻璃样,体积缩小移向肺门。气管、纵隔、心脏移向病侧,横膈升高,胸廓内陷,肋间变窄。对侧肺呈代偿性肺气肿。如堵塞为异物或痰栓引起,在去除异物或痰栓后,不张的肺可以完全复张。如堵塞物为肿瘤或肿大的淋巴结压迫,常因纤维化改变,肺的复张较缓慢,或完全不能复张。胸腔内积聚大量气体、液体引起同侧胸内肺不张,其程度往往较支气管堵塞引起的肺不张轻,气管、纵隔和心脏移向对侧,肋间隙变宽,横膈下降,或上述改变不明显。

(2)右肺上叶不张:正位胸部 X 线片即可显示,不张的肺向前上内侧收缩,呈折扇形致密影,尖端位于肺门,基底贴胸壁,外缘呈斜直状由肺门伸向胸廓上方,常被误认为是纵隔增宽。肺门向上向外移位,水平裂向上收缩,有时上叶被压成扁平状类似胸膜顶尖帽。中叶和下叶代偿性肺气肿,血管纹理分散,肺动脉影由下斜位变为横位,横膈改变不明显。侧位观察:水平裂弓形上移,斜裂向前向上移位,右肺上叶不张常见于肺结核和肺癌。结核病变多引起上叶后段不张,而上叶前段不张应考虑肺癌。有时,因病变与周围胸膜粘连,使肺叶不能完全向上和向内收缩,呈凹面向下的弧形。右肺上叶不张的胸部 X 线片,有时呈邻近横膈峰征,表现为边缘清晰的小尖峰,居横膈表面,或接近横膈圆顶的最高点。

(3)右肺中叶不张:中叶体积缩小,上下径变短,肺叶内缩,邻近的上下肺叶呈代偿性肺气肿。正位观察:有肺门下移,右心缘不清楚,水平叶间裂移向内下,纵隔、心脏、横膈一般无移位。前弓位观察:可见由肺门向外伸展的狭窄的三角形致密影,尖端达胸壁,基底向肺门,上下边缘锐利。侧位观察:自肺门区向前下斜行的带状致密影,基底宽,接近剑突与胸骨交界处。上缘为向下移位的水平裂,下缘为向前、向上移位的斜裂下部,尖端位于水平裂与斜裂交界处,形似三角。

(4)右肺下叶不张:正位观察,右肺下心缘旁呈一三角形向上的阴影,尖端指向肺门,基底与横膈内侧相贴,上窄下宽的狭长三角形致密影,向后向内收缩至胸椎旁,肺门向内下移位,横膈上升,心脏移向病侧,有时不张的下叶肺隐于其后。侧位相:右侧横膈部分闭塞,有一模糊的三角形楔状影,其前缘为后移的向后凸的斜裂,此征象可与向前凸的包裹性积液鉴别。右肺下叶不张除了前述的一般特征,有时在胸腔的上方内侧呈现三角形的影像,与纵隔相连接,尖端指向肺门。基底位于锁骨影之上。该三角形为正常纵隔软组织,包括前纵隔胸膜左右边界及锁骨上区。当右下叶肺不张发生后,体积缩小,该三角形由正常的部位拉向病侧。此征象具有重要的诊断意义,因为当下叶不张的肺隐蔽于心后时,或右下肺不张伴有胸腔积液时,不张的右肺下叶往往不易被发现,而肺上部三角形影像可作为其诊断的依据。当下叶肺不张与胸腔积液并存时,单以胸部 X 线片鉴别有一定困难,可结合 B 超识别胸腔积液的存在。右肺下叶基底段不张后前位观察:右基底段浓密影。右侧位观察:横膈面仅见斜裂的小部分,基底段塌陷类似积液阴影,背段呈代偿性膨胀,充气的背段与不张的基底段之间边界不规整。

(5)右肺上叶和中叶不张:右纵隔旁和右心缘旁浓密影,周边渐淡,斜裂向前移位,类似左上肺叶不张。前纵隔可出现左肺疝。

(6)右肺中叶不张合并右肺下叶不张:根据右肺中叶合并右肺下叶不张的程

度不同其表现也不一样,或为水平叶间裂下移,外侧下移更明显,充气的肺与不张的肺之间在侧位片上缺乏明显边界,类似胸腔积液;或为水平叶间裂稍向上凸起,类似膈肌升高或肺下积液。

2.左侧肺、叶、段不张的 X 线表现

(1)左肺上叶不张:左肺上叶不张常伴下叶代偿性肺气肿。不张的上叶呈翼状向前内收缩至纵隔,常与纵隔肿瘤混淆。下叶背段呈代偿性膨胀可达肺尖区。由于上叶肺组织较宽厚而舌叶较薄,从正位观察,上叶肺的内中带密度较高,下肺野相对透亮。左肺舌叶不张使左心缘模糊,显示不清。左侧位观察:斜裂向前移位,不张的肺叶体积缩小。

(2)左肺下叶不张:正位胸部 X 线片呈平腰征,左心缘的正常凹面消失,心脏左缘呈平直状,不张的下叶呈三角形隐蔽于心后,使心影密度增高,左肺门下移,同侧横膈升高。左肺下叶基底段不张:正位胸部 X 线片显示左基底弥漫性稠密影,横膈升高。侧位片观察:斜裂下部分起始于横膈,边界清晰。充气的背段与不张的基底段之间的界限不锐利。

3.其他类型肺不张

(1)圆形肺不张:多见于有胸腔积液存在时,其形态和部位有时不易确认,甚至被误认为肿瘤。所以,认识圆形肺不张很重要,可以避免不必要的创伤性检查和治疗。圆形肺不张一般局限于胸膜下,呈圆形或椭圆形,直径 2.5~5 cm,其下方有血管或支气管连接影,形似彗星尾。不张的肺叶体积缩小,不张区底部有支气管气道影,周围组织呈代偿性气肿,损伤区邻近的胸膜增厚。

(2)盘状肺不张:从胸部 X 线片观察,肺底部呈 2~6 cm 长的盘状或条形阴影,位于横膈上方,随呼吸上下移动。其发生与横膈运动减弱有关,常见于腹腔内积液,或因胸膜炎造成疼痛使呼吸运动幅度减弱。

(3)癌性肺不张:当癌组织向支气管腔外蔓延或局部淋巴结肿大时,胸部 X 线片可见肿块和叶间裂移位同时出现,在右肺上叶的病变可呈不同程度的"S"形,或肺不张边缘呈"波浪形"。

(4)结核性肺不张:其特点是支气管梗阻部位多发生在 2~4 级支气管,支气管扭曲变形,或伴支气管播散病灶;其他肺野有时可见结核灶,或有明显的胸膜肥厚粘连。

六、鉴别诊断

(一)肺实变

X 线表现仅示肺叶或肺段的密度增高影,主要为实变而非萎陷,体积不缩小;无叶间裂、纵隔或肺门移位表现;邻近肺组织无代偿性肺气肿,实变阴影中可见气管充气相。

(二)包裹性胸腔积液

位于胸膜腔下后方和内侧的包裹性积液有时和下叶不张相似,位于横裂或斜裂下部的积液有时和右中叶或舌叶不张相似。进行不同体位的 X 线检查,注意有无胸膜增厚存在及阴影和肺裂的关系对鉴别诊断有一定的帮助。如叶间包裹性积液,侧位片见叶间裂部位的梭形致密影,密度均匀,梭形影的两尖端与叶间裂相连。胸部 B 超检查有助于区别不张与积液。

(三)右中叶炎症

侧位相中叶体积不缩小,横膈和斜裂不移位。

七、治疗

肺不张的治疗依其不同的病因而采取不同的治疗手段。痰栓引起的肺不张,首先要有效地湿化呼吸道,在化痰的条件下,配合体位引流、拍背、深呼吸,加强肺叶的扩张,促使分泌物排出。如果 24 小时仍无效果,可行纤维支气管镜吸引。异物引起的肺不张,通过气管镜取出异物,如果异物在肺内存留过久,或因慢性炎症反应很难取出,必要时手术治疗。肿瘤引起的肺不张,依其细胞类型进行化疗、放疗或手术切除。由于支气管结核而引起的肺不张的治疗,除全身用抗结核治疗外,可配合局部喷吸抗结核药物。

第三章

间质性肺疾病

第一节　外源性变应性肺泡炎

外源性变应性肺泡炎(extrinsic allergic alveolitis,EAA)也称为变应性肺炎(hyper-sensitivity pneumonitis,HP),是指易感个体反复吸入有机粉尘抗原后诱发的肺部炎症反应性疾病,以肺脏间质单核细胞性炎症渗出、细胞性细支气管炎和散在分布的非干酪样坏死性肉芽肿为特征性病理改变。各种病因所致 EAA 的临床表现相同,可以是急性、亚急性或慢性。临床症状的发展依赖于抗原的暴露形式、强度、时间、个体敏感性及细胞和体液免疫反应程度。急性期以暴露抗原后 6～24 小时出现短暂发热、寒战、肌肉关节疼痛、咳嗽、呼吸困难和低氧血症,脱离抗原暴露后 24～72 小时症状消失为临床特征。持续抗原暴露将导致肺纤维化。

一、流行病学

随着对广泛存在的环境抗原认识,更加敏感的诊断手段的出现,越来越多的 EAA 被认识和诊断,因此近来流行病学研究提示 EAA 是仅次于特发性肺间质纤维化(idiopathic pulmonary interstitial fibrosis,IPF)和结节病的一种常见的间质性肺疾病。由于抗原暴露强度、频率和时间不一样,可能也存在疾病诊断标准不一致和认识不够的宿主因素,EAA 在不同人群的患病率差异很大。农民肺在苏格兰农业地区的患病率是2.3%～8.6%;美国威斯康星暴露到霉干草的人群的男性患病率是 9%～12%。芬兰农村人口的年发病率是 44/10 万,瑞典是 23/10 万。在农作业工人中 EAA 症状的发生率远高于疾病的患病率。蘑菇工人中20%严重暴露者有症状;嗜鸟者人群中估计的患病率是 0.5%～21%。有关化学抗原暴露的人群中 EAA 的流行病学资料很少。不同的 EAA,其危险人群和危险季节都不一样。农民肺发病高峰在晚冬和早春,患者多是男性农民,与他们在寒冷潮湿气候使用储存干草饲养牲口有关。PBD 没有明显的季节性,在欧洲和美国多发生于男性,而在墨西哥则多发生于女性。欧洲和美国的饲鸟者肺主要发生于家里养鸟的人群,无明显的性别差异。日本夏季型 EAA 高峰在日本温暖潮湿地区的 6 月到 9 月间,多发生于无职业的家庭妇女。

80%～95% 的 EAA 患者都是非吸烟者。这可能是因为吸烟影响了血清抗体的形成,抑制肺脏的免疫反应,但是相关机制不是很清楚。虽然现吸烟者患 EAA 的可能性小,但也不绝对。

人群对 EAA 的易感性也不一样。除了与暴露的不一样有关外,也与宿主的易感性(遗传或获得)有关。虽然早期的研究没有证实 EAA 患者和无 EAA 的暴露人群中 HLA 表型的明显差异,但是有研究证实 PBD 患者和无症状的暴露人群及普通人群的 HLA-DR 和 HLA-DQ 表型存在差异。TNF-α 启动子在 PBD 患者较对照组增多,但是血清 TNF-α 水平无明显差异。

二、病因

许多职业或环境暴露可以引起 EAA,主要是这些环境中含有可吸入的抗原,包括微生物(细菌、真菌和它们的组成部分),动物蛋白和低分子量化合物。最近研究提示有些引起 EAA 的暴露抗原是混合物,疾病并不总是由单一抗原所致。根据不同的职业接触和病因,EAA 又有很多具体的疾病命名。农民肺是 EAA 的典型形式,是农民在农作中吸入霉干草中的嗜热放线菌或热吸水链霉菌孢子所致。表 3-1 列出了不同名称的 EAA 及相关的环境抗原和可能的病因。在认识到 EAA 与职业环境或粉尘暴露的关系后,一些减少职业暴露的措施已经明显降低了许多职业环境中 EAA 的发生。虽然,现在由于传统职业所致的 EAA 已经不是像 20 多年前常见,但是,新的环境暴露抗原和疾病还在不断被认识,尤其家庭环境暴露引起的 HP 是目前值得重视的问题,如暴露于宠物鸟(鸽子、长尾鹦鹉),污染的湿化器,室内霉尘都可以引起 EAA,而且居住环境的暴露很难识别。北京朝阳医院确诊的 31 例 EAA 中,27 例(87.09%)是宠物饲养或嗜好者(鸽子 20 例,鹦鹉 2 例,猫 2 例,狗 2 例,鸡 1 例),蘑菇种植者 1 例,制曲工 1 例,化学有机物 2 例(其中 1 例为染发剂,1 例为甲苯二氰酸酯)。另有 6 例 (19.4%)为吸烟者。

表 3-1　过敏性肺炎的常见类型和病因

疾病	抗原来源	可能的抗原
微生物		
农民肺	霉干草,谷物,饲料	嗜热放线菌热 吸水链霉菌
蔗尘肺	发霉的蔗渣	嗜热放线菌
蘑菇肺	发霉的肥料	嗜热放线菌
空调/湿化器肺	污染的湿化器、空调、暖气系统	嗜热放线菌、青霉菌、克雷伯杆菌
夏季过敏性肺泡炎	室内粉尘	皮肤毛孢子菌
软木尘肺	发霉的软木塞	青霉菌
麦芽工人肺	污染的大麦	棒曲霉
乳酪工人肺	发霉的乳酪	青霉菌
温室肺	温室土壤	青霉菌
动物蛋白		
鸟饲养或爱好者肺(鸽子、鹦鹉)	鸟分泌物、排泄物、羽毛等	蛋白
鸡饲养者肺	鸡毛	鸡毛蛋白
皮毛工人肺	动物皮毛	动物皮毛
垂体粉吸入者肺	垂体后叶粉	后叶加压素
化学物质		
二异氢酸	二异氢酸酯	变性蛋白

三、发病机制

EAA 主要是吸入抗原后引起的肺部巨噬细胞-淋巴细胞性炎症并有肉芽肿形成,以 $CD8^+$ 淋巴细胞增生和 $CD4^+$ Th1 淋巴细胞刺激浆细胞产生大量抗体尤其是 IgG 为特征。在暴露早期 BALF 的 $CD4^+$ Th1 细胞增加,但是之后多数病例是以 $CD8^+$ 细胞增加为主。巨噬细胞和 $CD8^+$ 毒性淋巴细胞参与的免疫机制还没有完全阐明。

EAA 的急性期主要是吸入抗原刺激引起的巨噬细胞-淋巴细胞反应性炎症,涉及外周气道及其周围肺组织。亚急性期主要聚集的单核细胞成熟为泡沫样巨噬细胞,形成肉芽肿,但是在亚急性过程中,也形成包括浆细胞的淋巴滤泡,伴携带 CD40 配体的 $CD4^+$ Th1 淋巴细胞增生,后者可以激活 B 细胞,提示部分抗体是在肺部局部形成。慢性阶段主要是肺纤维化。引起急性、亚急性和慢性的免疫机制相互重叠。

(一)Ⅲ型免疫反应

早期认为 EAA 是由免疫复合物介导的肺部疾病,其理论依据包括:①一般于暴露后 2～9 小时开始出现 EAA 症状。②有血清特异沉淀抗体。③病变肺组织中发现抗原、免疫球蛋白和补体。④免疫复合物刺激 BAL 细胞释放细胞因子增加,激活巨噬细胞释放细胞因子。然而,进一步研究发现,同样环境抗原暴露人群中,50% 血清沉淀抗体阳性者没有发病,而且血清沉淀抗体与肺功能无关;抗原吸入刺激后血清补体不降低;抗原-抗体复合物介导的血管炎不明显;EAA 也可发生于低球蛋白血症患者。

(二)Ⅳ型(细胞)免疫反应

细胞免疫反应的特征是肉芽肿形成。EAA 的肺组织病理学改变特点之一是淋巴细胞性肉芽肿性炎症,肉芽肿是亚急性期 EAA 的主要病理改变,而且抑制细胞免疫的制剂可以抑制试验性肉芽肿性肺炎。抗原吸入后刺激外周血淋巴细胞重新分布到肺脏,局部淋巴细胞增生,以及淋巴细胞凋亡减少使得肺脏淋巴细胞增多。因此抗原刺激几天后,局部免疫反应转向 T 细胞为主的肺泡炎,淋巴细胞占 60%～70%。在单核细胞因子,主要是 MIP-1 的激活下,幼稚巨噬细胞转化成上皮样细胞和多核巨细胞,形成肉芽肿。然而,这种单核细胞转化成多核巨细胞形成肉芽肿的生物学细节还不是很清楚。

(三)细胞-细胞因子

目前认识到 EAA 的发生需要反复抗原暴露,宿主对暴露抗原的免疫致敏,免疫反应介导的肺部损害。然而,涉及 EAA 免疫机制的细胞之间的交互作用还不是十分清楚。抗原吸入后,可溶性抗原结合到 IgG,免疫复合物激活补体途径,通过补体 C_5 激活巨噬细胞,巨噬细胞被 C_5 激活或活化抗原颗粒激活后,释放趋化因子,包括白介素-8(interleukin-8,IL-8)、巨噬细胞炎症蛋白-1α(macrophage inflammatory protein-1α,MIP-1α)、调节激活正常 T 细胞表达和分泌因子(regulated on activation normal T cell expressed and secreted,RANTES)和细胞因子,包括IL-1、IL-6、IL-12、肿瘤坏死因子(tumor necrosis factor-α,TNF-α)、转化生长因子(TGF-β)。首先趋化中性粒细胞,几个小时后趋化和激活循环 T 淋巴细胞和单核细胞移入肺脏。

IL-8 对淋巴细胞和中性粒细胞都有趋化性。MIP-1α 不仅对单核/巨噬细胞和淋巴细胞有趋化性,也促进 CD4+ Th0 细胞转化成 Th1 细胞。IL-12 也促进 Th0 转化成 Th1 细胞。CD4+ Th1 淋巴细胞产生 IFN-γ,促进肉芽肿形成。EAA

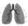

鼠模型证实 IFN-γ 是激活巨噬细胞发展形成肉芽肿的关键。IL-1 和 TNF-α 引起发热和其他急性反应,TNF-α 促进其他因子如 IL-1、IL-8 及 MIP-1 的产生,促进细胞在肺内的聚集与激活及肉芽肿形成。EAA 患者 BALF 中可溶性 TNFR1、TNFR2 和 TNF-α 水平增高,同时肺泡巨噬细胞的 TNFR1 表达也增强,提示 TNF-α 及其受体在 EAA 的作用。IL-6 促进 B 细胞向浆细胞转化和 CD8$^+$ 细胞成熟为毒性淋巴细胞。激活的肺泡巨噬细胞分泌 TGF-β,可以促进纤维化形成和血管生成。

巨噬细胞除了通过释放细胞因子产生作用外,还通过增强表达附着分子促进炎症反应。激活的巨噬细胞增强表达 CD80 和 CD86,激活的 T 淋巴细胞增强表达 CD28。CD80/86(也称之为 B-7)及其配体 CD28 是抗原呈递和 CD4$^+$ Th 细胞激活 B 细胞必需的共同刺激分子,阻止这种结合可以抑制鼠 HP 模型的炎症反应。内皮附着分子是炎症细胞进入肺组织的关键。激活的巨噬细胞不仅表达 CD18/11(ICAM-1 的配体),也增强表达 ICAM-1。抑制 ICAM-1 可以阻止淋巴细胞聚集。

EAA 患者 BALF 的自然杀伤细胞也增加,抗原暴露后肥大细胞增加,脱离抗原后 1~3 个月回到正常。大多数 EAA 的 BALF 肥大细胞具有结缔组织特征,与纤维化有关,而不是黏液型,如哮喘患者。虽然 EAA 没有组胺相关的症状,但是肥大细胞可能也产生细胞因子,参与单核细胞和淋巴细胞聚集和成熟,促进纤维化。EAA 早期 BALF 包括玻璃体结合蛋白,纤维连接蛋白,前胶原Ⅲ多肽,前胶原Ⅲ多肽和肥大细胞相关,EAA 鼠模型和患者资料都显示 BALF 的肥大细胞增加,而肥大细胞缺陷的鼠不发展成肺部炎症。

(四)其他

BAL 显示致敏宿主暴露抗原后 48 小时内中性粒细胞在肺脏聚集,这可能是气道内免疫复合物刺激,补体旁路途径的激活和吸入抗原的内毒素效应或蛋白酶效应。这些因素造成的肺损伤促进肺脏的抗原暴露,促进免疫致敏和进一步的肺损害。我们曾经通过热吸水链霉菌胞外蛋白酶诱发 EAA,48 小时内主要是肺脏中性粒细胞聚集,3 周后形成肉芽肿和慢性淋巴细胞性炎症。

吸烟和病毒感染也影响 EAA 肺炎的发展。现行吸烟者可以保护免得 EAA。而病毒感染可以增加患 EAA 的可能。呼吸道合胞病毒和仙台病毒增加小鼠的 EAA。这可能涉及抗原提呈细胞或 T 细胞共同刺激分子的变化和肺泡巨噬细胞抑制炎症的能力减低。有些患者虽然已经暴露多年,但只是在最近的急性呼吸道感染后出现。鼠 EAA 模型显示呼吸道合胞病毒感染增加肉芽肿形成和 IL-8 和 IFN-γ 的产生。然而,促进更加复杂的人类免疫反应机制发展的因素还不清楚。

只有不到 10% 的常规暴露人群发病,大多数暴露人群仅有正常的抗体反应。抗体单独存在不足以产生疾病,而是涉及 CD8+ 细胞毒性淋巴细胞的迟发性变态反应共同参与。CD8+ 激活需要 T 细胞受体结合到抗原提呈细胞的Ⅰ类 MHC 分子上,但是试图联系 EAA 与Ⅰ类 MHC 分子的研究结果是不一致的。

总之,临床研究和动物试验结果提示 EAA 是易感个体受到环境抗原刺激后通过Ⅲ型和Ⅳ型免疫反应引起的肺脏慢性炎症伴肉芽肿形成,然而,确切的免疫机制还不很清楚。此外,个体易感性差异、炎症吸收和纤维化的机制也不清楚。

四、病理改变

EAA 的特征性病理改变包括以淋巴细胞渗出为主的慢性间质性肺炎,细胞性细支气管炎(气道中心性炎症)和散在分布的非干酪样坏死性小肉芽肿,但是依发病形式和所处的疾病阶段不同,组织病理学改变也有各自的特点。

急性期的组织病理特点,主要是肺泡间隔和肺泡腔内有淋巴细胞、肥大细胞、中性粒细胞、单核-巨噬细胞浸润。早期病变主要位于呼吸性细支气管周围,其后呈肺部弥散性改变。浸润的细胞大多数是淋巴细胞,聚集在肺泡腔内,多数淋巴细胞是 CD8+ 的 T 淋巴细胞。常见中央无坏死的肉芽肿和多核巨细胞,可见局灶性闭塞性细支气管炎伴机化性肺炎样改变。

亚急性期主要组织学特点是非干酪样坏死性肉芽肿,主要由上皮样组织细胞、多核巨细胞和淋巴细胞组成的一种松散的边界不清楚的小肉芽肿病变,通常单个存在于细支气管或邻近肺泡腔。肉芽肿一般于抗原暴露后 3 周左右形成,避免抗原接触后 3~4 个月内可消失。其次,组织学可见肺泡间隔和肺泡腔内有由淋巴细胞、浆细胞、肥大细胞等组成的炎性细胞渗出呈现时相一致的以细支气管为中心的非特异性间质性肺炎(NSIP)改变,虽然急性暴露后早期可以见到中性粒细胞,但是中性粒细胞和嗜酸性粒细胞通常不明显。急性期一般无纤维化改变。间质纤维化和蜂窝肺主要见于疾病晚期或慢性 EAA。Reyes 等对 60 例农民肺进行病理研究发现间质性肺炎占 100%,肉芽肿 70%,机化性肺炎 65%,间质纤维化 65%,泡沫样细胞 65%,外源性异物 60%,孤立巨细胞 53%,细支气管炎 50%。闭塞性细支气管炎伴机化性肺炎 10%~25%。

慢性 EAA 或停止抗原暴露后数年,细支气管炎和肉芽肿病变可能消失,仅遗留间质性炎症和纤维化或伴蜂窝肺样改变,这种间质纤维化可能是气道中心性或与普通型间质性肺炎(UIP)难以鉴别。因此,EAA 可能代表一部分病理证实的 NSIP、BOOP、UIP。

引起 EAA 的环境也含有革兰阴性杆菌内毒素尘埃,急性暴露后出现发热和咳嗽;慢性暴露引起支气管炎和肺气肿。这种混合暴露的结果是工人可以患 EAA,一种淋巴细胞性疾病,也可以患 COPD,一种中性粒细胞性疾病,或二者都有。

五、临床表现

急性形式是最常见和具有特征的表现形式。一般在明确的职业或环境抗原接触后 2~9 小时开始出现"流感"样症状,如畏寒、发热、全身不适伴胸闷、呼吸困难和咳嗽,症状于 6~24 小时最典型。两肺底部可闻及细湿啰音或细小爆裂音,偶闻哮鸣音。反应强度或临床表现与吸入抗原的量与暴露时间有关。如果脱离抗原接触,病情可于 24~72 小时内恢复。如果持续暴露,接触和症状发作的关系可能不明显,反复急性发作导致几周或几个月内逐渐出现持续进行性发展的呼吸困难,伴咳嗽,表现为亚急性形式。

慢性形式是长期暴露于低强度抗原所致,也可以是反复抗原暴露导致急性或亚急性反复发作后的结果。主要表现为隐匿性发展的呼吸困难伴咳嗽和咳痰及体重减轻。肺底部可以闻及吸气末细小爆裂音,少数有杵状指。晚期有发绀、肺动脉高压及右心功能不全征象。

20%~40%的慢性 EAA 表现为慢性支气管炎的症状,如慢性咳嗽伴咳痰,有些甚至在普通胸部 X 线上不能发现肺实质的病变。病理学研究证实了农民肺存在支气管炎症。嗜鸽者也经常表现支气管炎的症状和黏液纤毛清除系统功能降低。因为多数 EAA 患者是非吸烟患者,没有其他原因解释其慢性支气管炎的原因,因此,这可能是 EAA 本身的结果,与慢性 EAA 的气道高反应性相关。

六、胸部影像学

(一)胸部 X 线

急性形式主要表现为以双侧中下肺野分布为主的弥散性分布的边界不清的小结节影,斑片磨玻璃影或伴实变(图 3-1、图 3-2),病变倾向于下叶肺。在停止抗原暴露后 4~6 周急性期异常结节或磨玻璃影可以消失。因此急性发作缓解后的胸部 X 线片可以无异常。影像学的变化与症状的关系不明显。

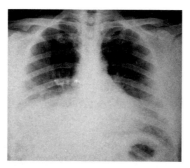

图 3-1 急性期 EAA

胸部 X 线显示双肺弥散性分布斑片磨玻璃影,下叶肺及外周分布为主

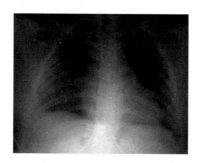

图 3-2 胸部 X 线片示双下肺磨玻璃影

亚急性主要是细线条和小结节形成的网结节影(图 3-3)。慢性形式主要表现为以上中肺野分布为主的结节、粗线条或网状影(图 3-4),疾病晚期还有肺容积减小、纵隔移位及肺大疱形成或蜂窝肺。一些病例表现急性、亚急性和慢性改变的重合。罕见的异常包括胸腔积液、胸膜肥大、肺部钙化、空洞、不张、局限性阴影(如钱币样病变或肿块)及胸内淋巴结增大。

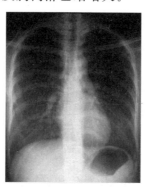

图 3-3 亚急性期 EAA

胸部 X 线显示双肺弥散性分布的边界不清的小结节影,以中下肺肺明显

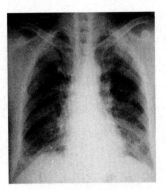

图 3-4　慢性期 EAA

胸部 X 线显示双肺弥散性分布的网结节影,下肺磨玻璃影

(二)胸部 CT/HRCT

急性形式的胸部 HRCT 表现为大片状或斑片性磨玻璃和气腔实变阴影,内有弥散性分布的边界难以区分的小结节影,直径<5 mm,沿小叶中心和细支气管周围分布;斑片性磨玻璃样变和肺泡过度充气交错形成马赛克征象。

亚急性形式主要显示弥散性分布的边界不清的小结节影沿小叶中心和细支气管周围分布,这些结节代表细支气管腔内肉芽组织或细胞性细支气管周围炎症。细支气管炎引起支气管阻塞引起气体陷闭,形成小叶分布的斑片样过度充气区。

慢性形式主要表现小叶间隔和小叶内间质不规则增厚,蜂窝肺伴牵拉性支气管或细支气管扩张和肺大疱;间或混有斑片性磨玻璃样变。蜂窝肺见于 50% 的慢性 EAA。肺气肿主要见于下肺野,见于亚急性和慢性非吸烟者,可能与细支气管炎或阻塞有关。这种改变类似于 IPF,不同的是前者的纤维化一般不影响肋膈角。轻度反应性纵隔淋巴结增大也比较常见。

七、辅助检查

(一)血液化验

急性 EAA 的外周血白细胞(中性粒细胞)一过性和轻度增高,红细胞沉降率、C 反应蛋白也经常升高。外周血嗜酸性粒细胞和血清 IgE 正常。一些 EAA 患者血清可以检测到针对特异性抗原的沉淀抗体(IgG、IgM 和 IgA)。由于抗原准备尚没有标准化,因此很难确认阴性的意义,除非抗原用 EAA 患者或非 EAA 患者血清检验过,因此,商品 EAA 抗体组合试验阴性不能除外 EAA 的诊断。但是,血清特异性沉淀抗体阳性也见于无症状的抗原接触者,如 30%~60% 的无症状饲鸽者存在对鸽子抗原的抗体;2%～27%的农民的血清存在抗 M.Faeni 抗体。此外,停止暴露后血清沉淀抗体会消失,在停止抗原暴露后 6 年,50%的农民肺患者血清抗体转阴;50%的 PBD 或嗜鸟者肺在停止抗原暴露后 2～3 年,其血清沉淀抗体转阴。因此,这种特异抗体的存在只说明有变应原接触史,并无诊断特异性,反过来抗体阴性也不能排除诊断。

(二)肺功能试验

疾病早期可能仅表现弥散功能障碍、肺泡-动脉氧分压差(A-aDO$_2$)增加和运动时低氧血症,随着疾病进展出现限制性通气功能障碍,肺容积减低,气流速度正常或增加,肺弹性回缩增加。也可以有轻度气道阻塞和气道阻力增加,这可能与细支气管炎或肺气肿有关。20%～40%的 EAA 患者存在非特异气道高反应性。5%～10%的 EAA 患者临床有哮喘发作。停止抗原暴露后,气道高反应性和哮喘减轻。北京朝阳医院的资料分析显示 31 例 EAA 患者中,92.9%有DLco 降低,85.2%小气道病变,72.4%限制性通气功能障碍,50%有低氧血症,36.7%出现呼吸衰竭。

(三)支气管肺泡灌洗

当支气管肺泡灌洗(BAL)距离最后一次暴露超过 5 天,40%～80%的患者支气管肺泡灌洗液(BALF)中 T 淋巴细胞数呈现 2～4 倍的增加,尤其是 CD8$^+$细胞增加明显,导致 CD4$^+$/CD8$^+$<1 或正常,但是有时 CD4$^+$/CD8$^+$>1 或正常。这可能与暴露的形式、疾病的形式(急性或慢性)、BAL 离最后一次暴露的时间有关,有些研究提示 BALF 中 CD8$^+$细胞的增加与肺纤维化相关。CD4$^+$细胞为主见于 EAA 的纤维化阶段。许多 CD8$^+$细胞表达 CD57(细胞毒性细胞的标记)和 CD25(IL-2 受体)及其他活性标记,当抗原暴露持续存在,这些活性标记细胞增加。BALF 的淋巴细胞与持续的抗原暴露有关,不提示疾病和疾病的预后。此外,肺泡巨噬细胞也呈激活状态。当在暴露后 48 小时内进行 BAL 或吸入抗原后的急性期 BALF 的中性粒细胞的比例可以呈中度增加,表现一过性的中性粒细胞性肺泡炎。肥大细胞时有增加。

八、诊断与鉴别诊断

根据明确的抗原接触史,典型的症状发作及与抗原暴露的明确关系,胸部影像学和肺功能的特征性改变,BAL 检查显示明显增加的淋巴细胞(通常淋巴细胞>40%和 CD4$^+$/CD8$^+$<1),可以做出明确的诊断。TBLB 取得的合格病理资料将进一步支持诊断,一般不需要外科肺活检。

由于抗原制备没有标准化,含有非特异成分,因此用可疑抗原进行的皮肤试验不再具有诊断价值。特异性抗原吸入激发试验难以标准化,并且有一定的危险性,也不常规采用。表 3-2 列出了建立外源性过敏性肺泡炎诊断的主要标准和次要标准,如果满足 4 个主要标准和 2 个次要标准或除外结节病、IPF 等,EAA 诊断可以确定。有时组织学提示 EAA 而胸部 X 线片正常。但是正常 HRCT 降低了急性或慢性 EAA 的可能,但是 2 次急性发作之间的 HRCT 可能正常。正常 BALF 也有利于排除 EAA。

表 3-2　建立外源性过敏性肺泡炎的诊断标准

主要诊断标准	次要诊断标准
EAA 相应的症状(发热、咳嗽、呼吸困难)	两肺底吸气末爆裂音
特异性抗原暴露(病史或血清沉淀抗体)	DLco 降低
EAA 相应的胸部 X 线或 HRCT 改变(细支气管中心结节,斑片磨玻璃影间或伴实变,气体陷闭形成的马赛克征象等)	低氧血症
BALF 淋巴细胞增加,通常>40%(如果进行了 BAL)	
相应的组织病理学变化(淋巴细胞渗出为主的间质性肺炎,细支气管炎,肉芽肿)(如果进行了活检)	
自然暴露刺激阳性反应(暴露于可疑环境后产生相应症状和实验室检查异常)或脱离抗原接触后病情改善	

急性 EAA 需要与感染性肺炎(病毒、支原体等)鉴别,另外也需要与职业性哮喘鉴别。慢性 EAA 需要与各种其他原因所致的间质性肺炎、结节病和肺结核进行鉴别。需要与 EAA 进行鉴别的疾病列于表 3-3。

表 3-3　EAA 不同阶段的鉴别诊断

急性
  A.急性气管支气管炎,支气管炎,肺炎
  B.急性内毒素暴露
  C.有机粉尘毒性综合征
  D.变应性支气管肺曲霉菌病(ABPA)
  E.反应性气道功能异常综合征
  F.肺栓塞
  G.吸入性肺炎
  H.隐源性机化性肺炎(COP)
  I.弥散性肺损害

亚急性

　　A.反复肺炎

　　B.ABPA

　　C.肉芽肿性肺疾病

　　D.感染:结核,真菌

　　E.铍病

　　F.矽肺

　　G.滑石沉着病

　　H.朗格汉斯细胞组织细胞增生症

　　I.变应性肉芽肿性血管炎

　　J.韦格纳肉芽肿

　　K.结节病

慢性

　　A.特发性肺间质纤维化(IPF)

　　B.COPD 合并肺纤维化

　　C.支气管扩张

　　D.鸟型分枝杆菌肺疾病

九、治疗

　　根本的预防和治疗措施是脱离或避免抗原接触。改善作业卫生、室内通风和空气污染状况,降低职业性有机粉尘和环境抗原的吸入可以有效预防 EAA 的发生。单纯的轻微呼吸道症状在避免抗原接触后可以自发缓解,不必特殊治疗。但对于急性重症和慢性进展的患者则需要使用糖皮质激素,其近期疗效是肯定的,但是其远期疗效还没能确定。急性重症伴有明显的肺部渗出和低氧血症,经验性使用泼尼松30~60 mg/d,1~2 周或直到临床、影像学和肺功能明显改善后减量,疗程 4~6 周。亚急性经验性使用泼尼松 30~60 mg/d,2 周后逐步减量,疗程 3~6 个月。如果是慢性,维持治疗时间可能需要更长。

十、预后

　　如果在永久性影像或肺功能损害出现之前完全脱离抗原暴露,EAA 的预后很好。但是如果持续暴露,10%~30%会进展成弥散性肺纤维化、肺源性心脏病,甚至死亡。农民肺的病死率是 0~20%,与发作的次数相关。虽然急性大量暴露导致死亡的报告也有几例,但是死亡多发生于症状反复发作 5 年以上者。预后与 EAA 的形式或抗原的种类不同、暴露的性质不同有关。长期低水平暴露似乎与不良预后有关,而短期间歇暴露的预后较好。如在美国和欧洲的 PBD 有好的预后,而墨西哥的 PBD 预后较差,5 年病死率达 30%。不幸的是许多慢性 EAA 表现肺纤维化和肺功能异常,停止暴露后也只能部分缓解,因此早期诊断 EAA,脱离或避免抗原的接触是改善预后的关键。

第二节　肺泡蛋白沉着症

肺泡蛋白沉着症(PAP)是一种以肺泡内有不可溶性磷脂蛋白样物质沉积为特点的弥散性肺部疾病,原因至今未明。其临床症状主要表现为气短、咳嗽和咳痰。胸部 X 线呈双肺弥散性肺部浸润阴影。病理学检查以肺泡内充满有过碘酸雪夫(PAS)染色阳性的磷脂蛋白样物质为特征。该病由 Rosen 于1958 年首次报道。肺泡蛋白沉着症可分为原发性或特发性(iPAP,约占 90%)、继发性(sPAP,<10%)和先天性(cPAP,2%)。

一、发病机制

肺泡蛋白沉着症的发病机制尚不完全清楚,电镜观察发现肺泡蛋白样沉积物和全肺灌洗物在结构上与由Ⅱ型肺泡上皮细胞分泌的含有层状体的肺泡表面活性物质(SF)非常相似,提示肺泡蛋白沉积物可能与肺泡表面活性物质代谢障碍有关。目前,大多数证据表明肺泡蛋白沉积物是由于肺泡表面活性物质清除障碍所致,而不是产生过多。正常情况下肺泡表面活性物质的产生与清除是一个复杂的动态过程,肺泡Ⅱ型上皮细胞不仅合成和分泌肺泡表面活性物质,而且还与肺泡巨噬细胞一道参与肺泡表面活性物质的清除。当某些因素导致肺泡巨噬细胞和肺泡Ⅱ型细胞功能发生改变,肺泡表面活性物质的清除能力降低,从而引发了表面活性物质在肺泡内的沉积。

(一)特发性 PAP

iPAP 患者体内存在粒细胞巨噬细胞集落刺激因子(GM-CSF)中和抗体,导致维持肺泡巨噬细胞功能的 GM-CSF 不足,肺泡巨噬细胞功能出现障碍,不能有效清除肺泡表面活性物质。

1994 年 Dranoff 等发现在去除 GM-CSF 基因的小鼠肺泡有蛋白样物质沉积，其病理表现与人类 PAP 相似。之后有许多学者对此进行了研究。目前已证实：GM-CSF 基因敲除小鼠肺泡巨噬细胞功能存在缺陷，表现在细胞直径变大、吞噬功能降低、表面活性物质代谢能力降低、细胞表面的整合素、Toll 样受体-2、Toll 样受体-4 和黏附分子的表达降低、细胞因子（IFN-r、PGE_2、TNF-a、IL-6、IL-18、白三烯-C、白三烯-D、白三烯-E4）产生下降。给 GM-CSF 基因敲除小鼠吸入 GM-CSF 可以逆转肺部 PAP 病变，提示 GM-CSF 在 PAP 发病机制中起重要作用。

在人类，GM-CSF 与 iPAP 之间的关系也已被许多研究所证实。1996 年 Seymour 及其同事首先报道了用 GM-CSF 成功治疗 iPAP 的案例，并发现 iPAP 患者的疗效与给予 GM-CSF 的剂量存在着一定相关性，提示 iPAP 患者体内存在着相对 GM-CSF 不足。通过进一步的研究，Kitamura 及其同事发现，在 11 名 iPAP 患者的支气管肺泡灌洗液（BALF）和 5 名患者的血清中存在抗 GM-CSF 的 IgG 型中和抗体，但是在继发性 PAP、健康对照者及其他肺部疾病的血清和 BALF 中均未发现 GM-CSF 抗体的存在。随后克利夫兰临床医院进行了系列研究，在 40 例 iPAP 患者的 BALF 和血清中均检测到抗 GM-CSF 中和性抗体存在，其中血清最低滴度为 1∶400，最高滴度为 1∶25 600。而正常健康者中最高滴度仅为 1∶10，当血清滴度的 cutoff 值为 1∶400 时，对 iPAP 的敏感性是 100%，特异性为 100%，20 例 BALF 标本中均存在抗 GM-CSF 抗体，并且滴度均不低于 1∶100，而正常健康者和其他肺部疾病者均未检测到此抗体，这提示 iPAP 患者出现的相对 GM-CSF 不足是由于体内中和抗体的存在。

（二）先天性 PAP

肺泡表面活性物质相关蛋白 B（SP-B）基因突变已被证实与先天性肺泡蛋白沉着症（cPAP）有关，目前，已经证实 SP-B 基因至少存在 2 个突变位点，一个是第 121 位碱基 C 被三个碱基 GAA 所替代，另一个是第 122 位点上缺失了一个碱基 T，两种基因突变均可导致肺泡表面活性物质中 SP-B 缺失，但先天性肺泡蛋白沉着症的临床表现差异很大，提示可能还有其他位点或新的 SP 基因突变参与。另外，GM-CSF/IL-3/IL-5 受体 βc 链缺陷，导致 GM-CSF 不能与其受体结合也是先天性 PAP 的原因之一。

（三）继发性 PAP

某些感染、理化因素和矿物粉尘吸入，如白消安、苯丁酸氮芥、矽尘和铝尘等可能与肿泡蛋白沉着症有关,另外有些疾病特别是血液系统恶性肿瘤,如髓白血病、淋巴瘤、范科尼贫血及 IgG 型免疫球蛋白病等也可发生肺泡蛋白沉着症。其发病机制目前尚不完全清楚,可能与上述状态下,导致肺泡巨噬细胞功能受损有关。

总之,肺泡蛋白沉着症的发病机制目前尚不完全清楚,上述任何一种病因均不能完全解释所有病例。需要今后进一步研究。

二、病理表现

(一)肉眼观察

肺大部呈实变,胸膜下可见弥散性黄色或灰黄色小结节或小斑块,结节直径由数毫米到 2 cm,切面可见黏稠黄色液体流出。如不合并感染,胸膜表面光滑。

(二)光镜检查

肺泡及细支气管腔内充满无形态的、过碘酸雪夫(PAS)染色阳性的富磷脂物质。肺泡间隔正常或肺泡隔数目增多,但间隔内无明显的纤维化。肺泡腔内除偶尔发现巨噬细胞外无炎症表现(图 3-5)。

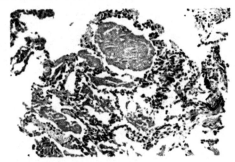

图 3-5　肺泡及细支气管腔内充满无形态的 PAS 染色阳性物质

(三)电镜检查

肺泡腔内碎片中存在着大量的层状结构,由盘绕的三层磷脂构成,其结构类似肺泡表面活性物质。

三、临床表现

本病发病率约为 0.37/10 万,患病率约为 3.7/100 万。男性多于女性,男女比约 2.5：1,任何年龄均可发病,但 30～50 岁的中年人常见,平均 40 岁,约占病例数的 80%。3/4 的患者有吸烟史。

本病的临床表现差异很大,有的可无任何临床症状,仅在体检时发现,此类约占 1/3;约有1/5的患者则以继发性肺部感染症状为首发表现,有咳嗽、发热、胸部不适等;另有约 1/2 的患者隐匿起病,表现为咳嗽、呼吸困难、乏力,少数病例可有低热和咯血,呼吸道症状与肺部病变受累范围有一定关系。体格检查一般无特殊阳性发现,肺底有时可闻及少量捻发音,虽然呼吸道症状与肺部病变受累范围有关,但临床体征与胸部 X 线表现不平衡是本病的特征之一。重症患者可出现发绀、杵状指和视网膜斑点状出血。极少数病例可合并肺源性心脏病。

肺泡蛋白沉着症患者合并机会感染的概率较大,为 15% 左右,除了常见的致病菌外,一些特殊的病原菌如奴卡菌属、真菌、组织胞浆菌、分枝杆菌及巨细胞病毒等较为常见。

四、X 线表现

常规的胸部 X 线表现为双肺弥散性细小的羽毛状或结节状浸润影,边界模糊,并可见支气管充气症。这些病变往往以肺门区密度较高,外周密度较低,酷似心源性肺水肿。病变一般不发生钙化,也不伴有胸膜病变或肺门及纵隔淋巴结肿大。

胸部 CT 检查,尤其高分辨 CT(HRCT)可呈磨玻璃状和(或)网状及斑片状阴影,可为对称或不对称性,有时可见支气管充气症。病变与周围肺组织间常有明显的界限且边界不规则,形成较特征性的"地图样"改变。病变部位的小叶内间隔和小叶间间隔常有增厚,表现为多角形态,称为"疯狂的堆砌"(图 3-6)。

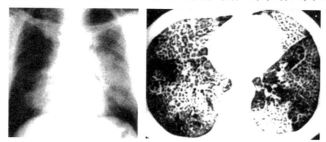

图 3-6 肺泡蛋白沉积症患者的胸部 X 线和胸部 CT

五、实验室检查

(一)血常规

多数患者血红蛋白正常,仅少数轻度增高,白细胞一般正常。红细胞沉降率正常。

(二)血生化检查

多数患者的血清乳酸脱氢酶(LDH)明显升高,而其特异性同工酶无明显异常。一般认为血清 LDH 升高与病变程度及活动性有关,其升高的机制可能与肺泡巨噬细胞和肺泡Ⅱ型上皮细胞死亡的增多有关。少数患者还可有球蛋白的增高,但无特异性。近年来,有学者发现肺泡蛋白沉着症患者血清中肺泡表面活性物质相关蛋白 A(SP-A)和肺泡表面活性物质相关蛋白 D(SP-D)较正常人明显升高,但 SP-A 在特发性肺间质纤维化(IPF)、肺炎、肺结核和泛细支气管炎患者也有不同程度地升高,而 SP-D 仅在 IPF、PAP 和结缔组织并发的肺间质纤维化(CTD-ILD)患者中明显升高,因此,对不能进行支气管镜检查的患者,行血清 SP-A 和 SP-D 检查可有一定的诊断和鉴别诊断意义。

(三)痰检查

虽然早在 20 世纪 60 年代,就有学者发现 PAP 患者痰中 PAS 染色阳性,但由于其他肺部疾病(如慢性支气管炎、支气管扩张、肺炎)和肺癌患者的痰液也可出现阳性,加之 PAP 患者咳痰很少,故痰的检查在 PAP 患者的使用受到很大限制。近年来,有学者报道,在 PAP 患者痰中 SP-A 浓度较对照组高出约400 倍,此对照组疾病包括慢性支气管炎、支气管哮喘、肺气肿、IPF、肺炎和肺癌患者,提示痰 SP-A 检查在肺部鉴别诊断中有一定意义,但需进一步研究证实。

(四)GM-CSF 抗体检测

特发性 PAP 患者血清和 BALF 中均可检测到抗 GM-CSF 抗体,而在先天性 PAP、继发性 PAP 及其他肺疾病中无此抗体存在,因此.对临床诊断有实用价值,但目前尚无商品化的试剂盒。

(五)支气管肺泡灌洗液检查

典型的支气管肺泡灌洗液呈牛奶状或泥浆样。肺泡蛋白沉积物的可溶性很低,一般放置20 分钟左右,即可出现沉淀。支气管肺泡灌洗液的细胞分类对 PAP 诊断无帮助。BALF 中可以以巨噬细胞为主,也可以淋巴细胞为主,CD4/CD8 比值可以增高也可降低。BALF 的生化检查如 SP-A、SP-D 可明显升高。将 BALF 加福尔马林离心沉淀后,用石蜡包埋,进行病理切片检查。可见独特的组织学变化:在弥散性的嗜酸颗粒的背景中,可见大的、无细胞结构的嗜酸性小体;PAS 染色阳性,而奥星蓝染色及黏蛋白卡红染色阴性。

(六)肺功能

可呈轻度的限制性通气功能障碍,表现为肺活量和功能残气量的降低,但肺弥散功能降低最为显著,可能是由于肺泡腔内充满蛋白样物质有关。动脉血气分析示动脉血氧分压和氧饱和度降低,动脉 CO_2 也因代偿性过度通气而降低。

Martin 等报道 PAP 患者吸入纯氧时测得的肺内分流可高达 20%，较其他弥散性肺间质纤维化患者的 8.9% 明显升高。

(七)经纤维支气管镜肺活检和开胸肺活检

病理检查可发现肺泡腔内有大量无定型呈颗粒状的嗜酸性物质沉积，PAS 染色阳性，奥星蓝染色及黏蛋白卡红染色阴性。肺泡间隔可见轻度反应性增厚和肺泡 Ⅱ 型上皮细胞的反应型增生。但由于经纤维支气管镜肺活检的组织较小，病理阴性并不能完全排除该病。

六、诊断

由于肺泡蛋白沉着症患者的症状不典型，故诊断主要依据胸部 X 线检查和支气管肺泡灌洗或经纤维支气管镜肺活检。PAP 的胸部 X 线表现需与肺水肿、肺炎、肺霉菌病、结节病、结缔组织疾病相关的间质性肺病、矽肺、肺孢子菌肺炎及特发性肺间质纤维化等相鉴别。支气管肺泡灌洗和经纤维支气管镜肺活检是目前诊断 PAP 的主要手段。如支气管肺泡灌洗液外观浑浊，呈灰黄色，静置后可分层，则提示有 PAP 可能。光镜下若见到大量无定型、嗜酸性碎片，PAS 染色阳性，而奥星蓝染色及黏蛋白卡红染色阴性，则可明确诊断。经纤维支气管镜肺活检组织若见到典型病理表现也可明确诊断。血清和 BALF 中抗 GM-CSF 抗体检查对 iPAP 有诊断价值。

七、治疗

由于部分肺泡蛋白沉着症患者的肺部浸润可以自行缓解，因此，对于症状轻微或无临床症状的患者，可以不马上进行治疗，适当观察一段时间，当患者症状明显加重或患者不能维持正常活动时，可以考虑进行治疗。

(一)药物治疗

对于症状轻微或生理功能损害较轻的患者，可以考虑使用溶解黏液的气雾剂或口服碘化钾治疗，但效果均不可靠。有人曾试用胰蛋白酶雾化吸入，虽然可使部分患者症状有所改善，但体外试验发现胰蛋白酶并不能消化肺泡蛋白沉着症患者的肺泡内沉积物，加之胰蛋白酶雾化吸入疗程长，可引起支气管痉挛、发热、胸痛、支气管炎等不良反应，因而逐渐被临床放弃。糖皮质激素对肺泡蛋白沉着症无治疗作用，而且由于本病容易合并感染，糖皮质激素的使用可能会促进继发感染，所以临床上不提倡使用糖皮质激素。

(二)全肺灌洗

全肺灌洗是治疗肺泡蛋白沉着症最为有效的方法。虽然到目前为止尚无随机对照研究,但有足够的证据表明全肺灌洗可以改善患者的症状、运动耐受能力、提高动脉血氧分压、降低肺内分流,改善肺功能。近年来还有学者证实全肺灌洗可以改善肺泡巨噬细胞功能,降低机会感染的发病率。

全肺灌洗的适应证:只要患者诊断明确,日常活动受到明显限制,均可认为具有全肺灌洗的指征。Rogers 等提出的指征:①诊断明确。②分流率大于10%。③呼吸困难等症状明显。④显著的运动后低氧血症。

全肺灌洗需在全身麻醉下进行,患者麻醉后经口插入双腔气管插管,在确定双腔管的位置正确后,分别向支气管内套囊(一般位于左主支气管内)和气管套囊充气,以确保双侧肺完全密闭,然后用 100% 的纯氧给双肺通气至少 20 分钟,以洗出肺泡内的氮气。患者可取平卧位,也可取侧卧位。在用 100% 的纯氧给双肺通气 20 分钟后,在呼气末,夹闭待灌洗侧肺的呼吸通路,接通灌洗通路,以100 mL/min 左右的速度向肺内注入加温至 37 ℃的生理盐水,当肺充以相当于功能残气量(FRC)的生理盐水后,再滴入大概相当于肺总量(通常 500～1 200 mL)盐水,然后吸出同量的肺灌洗液。这个过程反复进行,直至流出液完全清亮,总量一般 10～20 L。灌洗结束前,应将患者置头低脚高位进行吸引。

在进行全肺灌洗过程中应密切监测患者的血压、血氧饱和度及灌洗肺的液体平衡。一侧肺灌洗之后,是否立即行对侧肺灌洗,需取决于患者的当时情况而定。如果患者情况不允许,可予 2～3 天后再行另一侧肺灌洗。全肺灌洗的主要优点是灌洗较为彻底,患者可于灌洗后 48 小时内症状和生理指标得到改善,一次灌洗后可以很长时间不再灌洗。其缺点是所需技术条件较高,具有一定的危险性。全肺灌洗的主要并发症:①肺内分流增加,影响气体交换;②灌注的生理盐水流入对侧肺;③低血压;④液气胸;⑤支气管痉挛;⑥肺不张;⑦肺炎等。

(三)经纤维支气管镜分段支气管肺泡灌洗

经纤维支气管镜分段支气管肺泡灌洗具有安全、简便、易推广使用、可反复进行及患者易接受等优点。一组对 7 例肺泡蛋白沉着症的患者进行了经纤维支气管镜分段支气管肺泡灌洗,除 1 例效果不好,改用全肺灌洗外,其余 6 例的临床症状均明显好转,劳动耐力增加,肺部浸润影明显减少,肺一氧化碳弥散量由治疗前的 54.23%±15.81% 上升到 90.70%±17.95%,动脉血氧分压由治疗前的6.95 kPa±0.98 kPa 上升到 10.52 kPa±0.73 kPa。灌洗液一般采用无菌温生理盐水。每次灌洗时,分段灌洗一侧肺,每一肺段或亚段每次灌入温生理盐水100～200 mL,停留数秒钟后,以适当负压将液体吸出,然后反复进行2～3 次,再进行下一肺段灌洗。全肺灌洗液总量可达 2 000～4 000 mL。每次灌洗前应局部给予少量 2%利多卡因以减轻刺激性咳嗽,吸引时可拍打肺部或鼓励患者咳嗽,以利于液体咳出。由于整个灌洗过程较长,可给予患者鼻导管吸氧。灌洗后肺部常有少量细湿啰音,第 2 天常可自动消失。必要时可适当使用口服抗生素,以预防感染。经纤维支气管镜分段支气管肺泡灌洗与全肺灌洗相比,前者对肺泡蛋白沉积物的清除不及后者,因而常需反复多次灌洗。

(四)GM-CSF 疗法

到目前为止 GM-CSF 治疗 iPAP 例数最多的一组报道来源于美国克利夫兰临床医院,他们于2004 年应用重组入 GM-CSF 对 25 例 iPAP 患者进行了治疗研究,有 21 例完成了治疗方案。结果显示:9 例(43%)无效,12 例(57%)有效。在有效组,所有患者胸部 X 线片评分均有改善,肺总量(TLC)平均增加了0.9 L,一氧化碳弥散量(DLco)平均提高了 5 mL/(min・mmHg),平均肺泡-动脉氧分压差降低了 2.7 kPa(20 mmHg),在 5 μg/(kg・d)皮下注射剂量下,GM-CSF 疗法总体耐受良好,局部红斑和硬结的发生率为 36%,一例出现了嗜中性粒细胞减少,但停药后嗜中性粒细胞数天恢复。没有使用 GM-CSF 出现迟发性反应报道。

综合国外现有资料,GM-CSF 治疗 iPAP 总有效率为 50%左右,并且存在着剂量递增现象(有些患者需要在加大剂量情况下,才能取得临床疗效),剂量 5~18 μg/(kg・d),疗程 3~12 个月。有个别报道应用 GM-CSF 吸入治疗 iPAP 的案例。

虽然 GM-CSF 治疗 iPAP 取得了一定的疗效,但仍然有一些重要的问题,如GM-CSF 的合适剂量是多少? 疗程多长? GM-CSF 剂量与抗体的滴度有何相关性? 及给予 GM-CSF 的途径等没有解决,故这种新疗法的疗效尚需更多临床试验证实。

(五)血浆置换

血浆置换可以去除血液中各种分子,包括抗体、冷球蛋白、免疫复合物,因此该方法被用在自身免疫性疾病的治疗。iPAP 患者由于体内存在 GM-CSF 抗体,理论上说,可以进行血浆置换。目前仅有 1 例报道,iPAP 患者应用血浆置换后抗体滴度从 1∶6 400 下降到 1∶400,同时伴随着胸部影像学和氧合的改善。如果今后有更多的临床病例证实该方法有效,将为 iPAP 的治疗提供另一条途径。

（六）基因治疗

由于肺泡蛋白沉着症可能与 SP-B 基因突变、GM-CSF 表达低下及 GM-CSF/IL-3/IL-5 受体 β 链缺陷等有关，因而存在着基因治疗的可能性。目前已有学者将正常 SP-B 基因、GM-CSF 基因通过病毒载体转入动物体内，并且成功表达，今后能否用于临床治疗尚需进一步研究。

八、预后

20%～25%的肺泡蛋白沉着症患者可以自行缓解，大部分患者需要进行治疗。肺泡灌洗使肺泡蛋白沉着症患者的预后有了明显改善。有 60%的患者经灌洗治疗后，病情可以改善或痊愈。有少数患者尽管反复灌洗，病情仍呈进行性发展，最终可发展为肺间质纤维化。影响肺泡蛋白沉着症预后的另一重要因素是肺部继发感染，由于肺泡蛋白沉着症患者肺泡巨噬细胞功能障碍、肺泡表面活性物质异常导致下呼吸道防御功能降低及肺泡腔内蛋白样物质沉积易于细菌生长等因素共同存在，使得肺泡蛋白沉着症患者发生肺部感染，尤其是机会感染的概率大大增加，是导致死亡的重要因素。

第三节　韦格纳肉芽肿

韦格纳肉芽肿是一种罕见的全身血管炎综合征，以呼吸道肉芽肿性炎症、中小血管坏死性血管炎和坏死性肾小球肾炎为特点。大部分韦格纳肉芽肿患者都有胞浆型抗中性粒细胞抗体（c-ANCA）。皮损最常见的病理表现为白细胞碎裂性血管炎。

一、诊断

（一）临床表现

（1）好发于 40～50 岁，男性多见。

（2）上呼吸道损害：最初常表现为流鼻涕、鼻塞和鼻咽部溃疡。常见鼻、咽、气管、支气管多发性结节、溃疡、出血，肺部结节损害可引起咳嗽、呼吸困难、胸痛等。发生在鼻、口腔、牙龈等处的溃疡可引起深在性溃疡、穿孔。

（3）皮肤损害：群集性紫红色或鲜红色结节，易坏死溃疡，自觉疼痛。好发生在四肢伸侧。同时还可出现红斑、紫癜、出血性与化脓性皮疹。

（4）肾脏损害：表现为局灶性坏死性肾小球肾炎，病情进展迅速。短期内发展到肾衰竭，是致死的重要原因。

（5）其他脏器累及的表现：上述各系统及其他系统损害，如关节、眼睛、中枢神经系统及心脏等损害，可引起患者发热、关节痛、体重下降及其他表现。

（二）实验室检查

大多数患者胞质型 ANCA 阳性，此外还可有贫血、白细胞及嗜酸性粒细胞增多、肾功能异常等。

（三）组织病理

主要表现为小动脉、小静脉的坏死性血管炎，以及坏死性肉芽肿。常需多次活检才能发现两种病变。

二、鉴别诊断

（一）坏疽性脓皮病

该病表现为皮肤上发生播散性丘疹、脓疱，容易破溃，鼻咽部和肾脏侵犯并不常见。此外组织病理学检查无肉芽肿形成是鉴别要点。

（二）变应性肉芽肿

出现哮喘、嗜酸性粒细胞增多和发热，周围性 ANCA（P-ANCA）阳性。组织学特征为主要累及小血管，可见血管周围肉芽肿形成，但是肾脏和呼吸道损害并不明显。

（三）结节性动脉周围炎

除了沿脉管走向分布的多发性皮下结节、破溃特点之外，可侵犯全身脏器，表现为高血压、心动过速、肝大、腹痛、肾功能不全等。组织学无肉芽肿形成。

三、治疗

（1）环磷酰胺：单独每天静脉注射用药或联合泼尼松，可明显改善本病的预后。

（2）其他治疗方案：联合使用皮质类固醇加一种免疫抑制药物包括甲氨蝶呤、硫唑嘌呤等。

（3）并发症的对症治疗。

第四节　特发性肺间质纤维化

一、概述

特发性肺间质纤维化(idiopathic pulmonary fibrosis,IPF)是病因未明的慢性进展型纤维化性间质性肺炎的一种特殊类型,好发于老年人,病变局限于肺部,组织病理学和(或)影像学表现具有普通型间质性肺炎(usual interstitial pneumonia,UIP)的特征。所有表现为原因不明的慢性劳力性呼吸困难,并且伴有咳嗽、双肺底爆裂音和杵状指的成年患者均应考虑 IPF 的可能性。其发病率随年龄增长而增加,典型症状一般在 60～70 岁出现,<50 岁的 IPF 患者罕见。男性明显多于女性,多数患者有吸烟史。IPF 发病率近几年呈现明显增长的趋势,美国总人口中 IPF 患病率为 14.0/10 万～42.7/10 万,发病率为 6.8/10 万～16.3/10 万。诊断 IPF 需要排除其他各种间质性肺炎,包括其他类型的特发性间质性肺炎及与环境暴露、药物或系统性疾病相关的间质性肺疾病。IPF 是一种致死性疾病,尚缺乏有效的治疗药物。IPF 的死亡率随年龄增长而增加,IPF 中位生存期 2～3 年,但其自然病程变异很大,且无法预测,总体预后不良。

二、诊断

(一)诊断依据

IPF 是病因未明的慢性进展性纤维化型间质性肺炎的一种特殊类型,好发于老年人,病变局限于肺部,组织病理学和(或)影像学表现具有 UIP 的特征。

对于成人患者,诊断间质性肺疾病(interstitial lung disease,ILD)和疑诊IPF 的诊断需要符合:①排除其他已知病因的 ILD(如家庭和职业环境暴露、结缔组织疾病和药物)。②未行外科肺活检的患者,HRCT 呈现 UIP 型表现。③接受外科肺活检的患者,HRCT 和肺活检组织病理类型符合特定的组合。通过有丰富 ILD 诊断经验的呼吸内科医师、影像科医师和病理科医师之间的多学科讨论,仔细排除其他可能的病因,是获得准确诊断最为重要的环节。在多学科讨论不可行的情况下,建议把患者推荐给对 ILD 有丰富经验的临床专家。由于有高质量证据表明,高分辨率 CT(high resolution computed tomography,HRCT)表现对诊断 UIP 有高度的特异性,外科肺活检对于诊断 IPF 并非必要。结合一定的临床资料(包括完整的病史、职业和环境接触史、家族史、体格检查、肺功能测试和实验室检查),若 HRCT 表现为典型的 UIP 型时足以诊断 IPF。

1.临床表现

(1)所有表现为原因不明的慢性劳力性呼吸困难,并且伴有咳嗽、双肺底爆裂音和杵状指的成年患者均应考虑 IPF 的可能性。其发病率随年龄增长而增加,典型症状一般在 60~70 岁出现,<50 岁的 IPF 患者罕见。男性明显多于女性,多数患者有吸烟史。起病隐袭,主要表现为干咳、进行性呼吸困难,活动后明显。本病少有肺外器官受累,但可出现全身症状,如疲倦、关节痛及体重下降等,发热少见。晚期出现发绀,偶可发生肺动脉高压、肺源性心脏病和右心功能不全等。

(2)IPF 的急性加重:近期研究结果表明,每年约 5%~10% 的 IPF 患者会发生急性呼吸功能恶化,这些急性发作可继发于一些常见的临床状况,如肺炎、肺栓塞、气胸或心力衰竭。在没有明确诱因下,这种急性呼吸功能恶化被称为“IPF 急性加重”。目前尚不清楚 IPF 急性加重仅仅是一种隐匿的呼吸系统并发症的表现(如肺栓塞、感染),还是 IPF 疾病本身的病理生理学变化导致的病情进展。

IPF 急性加重的诊断标准包括:1 个月内出现不能解释的呼吸困难加重;存在低氧血症的客观证据;影像学表现为新近出现的肺部浸润影;除外其他诊断(如感染、肺栓塞、气胸或心力衰竭)。急性加重可在 IPF 病程的任何时候发生,有时还可是本病的首发症状;临床表现主要为咳嗽加重,发热,伴或不伴有痰量增加。有研究认为,胸部手术和支气管肺泡灌洗术可能诱发 IPF 急性加重,但尚不明确这种情况是真正的 IPF 急性加重还是与操作相关的并发症。

IPF 急性加重的组织学表现为急性或机化性弥漫性肺泡损伤(diffuse alveolar damage,DAD),少数病例表现为远离纤维化区域的相对正常肺组织内的机化性肺炎。极少数情况下,肺活检标本中仅有单纯的 UIP 或仅有 DAD 的机化期改变而无典型 UIP 型表现。

2.检查

(1)HRCT 是 IPF 诊断流程中的重要组成部分。HRCT 上 UIP 的特征为胸膜下和肺基底部的网格状阴影和蜂窝影,常伴有牵张性支气管扩张,尤其是蜂窝影对 IPF 的诊断有很重要的意义。HRCT 上的蜂窝影指成簇的囊泡样气腔,蜂窝壁边界清楚。囊泡直径在 3~10 mm,偶尔可大至 25 mm。磨玻璃影常见,但病变范围少于网格状影。胸腔积液,则提示 UIP 型病变可能由其他疾病所致。HRCT 上出现大量微结节、气体陷闭、非蜂窝样囊泡、大量磨玻璃样改变、肺实变或者病变以沿支气管血管束分布为主,应该考虑其他诊断。部分患者可伴纵隔淋巴结轻度增大(短径通常<1.5 cm)。

HRCT 诊断 UIP 的阳性预测值为 90%～100%。若 HRCT 无蜂窝影,但其他影像特征符合 UIP 标准,定义为可能 UIP,需进行外科肺活检确诊。HRCT 不符合 UIP 型的患者,外科肺活检的病理表现仍有可能是 UIP 型表现。

根据 HRCT 表现进行 IPF 诊断分级如下。

"典型 UIP"(符合以下四项):①病灶以胸膜下,基底部为主。②异常网状影。③蜂窝肺伴或不伴牵张性支气管扩张。④缺少第三级中任何一项(不符合 UIP 条件)。

"UIP 可能"(符合以下三项):①病灶以胸膜下,基底部为主。②异常网状影。③缺少第三级中任何一项(不符合 UIP 条件)。

"不符合 UIP"(具备以下七项中任何一项):①病灶以中上肺为主。②病灶以支气管周围为主。③广泛的磨玻璃影(程度超过网状影)。④多量的小结节(两侧分布,上肺占优势)。⑤囊状病变(两侧多发,远离蜂窝肺区域)。⑥弥散性马赛克征/气体陷闭(两侧分布,3 叶以上或更多肺叶受累)。⑦支气管肺段/叶实变。

(2)组织病理:UIP 的组织病理学特征和主要诊断标准:低倍镜下病变的不均一性,即瘢痕形成和蜂窝样改变的纤维化区域与病变轻微或正常的肺实质区域交替出现。病变主要位于胸膜下和间隔旁的肺实质,一般情况下炎症反应轻,表现为淋巴细胞和浆细胞在肺间质中的斑片状浸润伴 Ⅱ 型肺泡上皮细胞和细支气管上皮细胞增生。纤维化区域主要由致密胶原组成,伴上皮下散在的成成纤维细胞灶。蜂窝样改变区域由囊状纤维化气腔构成,这些气腔内衬细支气管上皮细胞,充满黏液和炎症细胞。纤维化和蜂窝样改变区域的间质内常有平滑肌上皮细胞化生。病理学上需要与 UIP 鉴别的疾病相对较少,尤其是病理改变符合 UIP 型表现时。主要的鉴别诊断在于与其他可引起 UIP 样病变的疾病的鉴别,如结缔组织疾病、慢性外源性过敏性肺泡炎和尘肺(尤其是石棉肺)。"不可分类的纤维化"指肺活检标本镜下表现为纤维化,但不符合上述 UIP 型的诊断标准;若其镜下表现缺乏典型的某些疾病(如外源性过敏性肺泡炎、结节病等)的组织病理学特征,但有典型的 IPF 的临床表现和影像学表现时,经仔细的多学科讨论后仍有可能诊断为 IPF。

UIP 病理诊断标准分级:分为典型 UIP、可能 UIP、疑似 UIP 和非 UIP 4 个等级。①"典型 UIP",满足以下 4 条:明显结构破坏和纤维化,伴或不伴胸膜下蜂窝样改变;肺实质呈现斑片状纤维化;现成纤维细胞灶;缺乏不支持 UIP 诊断特征(非 UIP)。②"可能 UIP",满足以下条件中的 3 条:明显结构破坏和纤维化,伴或不伴胸膜下蜂窝样改变;缺少斑片受累或成纤维细胞灶,但不能二者均无;缺乏不支持 UIP 诊断的特征(非 UIP);或仅有蜂窝肺改变。③"疑似 UIP",满足以下 3 条:斑片或弥漫肺实质纤维化,伴或不伴肺间质炎症;缺乏典型 UIP 的其他标准;缺乏不支持 UIP 诊断的依据(非 UIP)。④"非 UIP",满足以下任 1 条:透明膜形成;机化性肺炎;肉芽肿;远离蜂窝区有明显炎性细胞浸润;显著的气道中心性病变;支持其他诊断的特征。

(3)肺功能检查:IPF 的肺功能检测在判断、检测疾病进展、估计预后方面意义重大。典型肺功能改变为限制性通气功能障碍,表现为肺总量(TLC)、功能残气量(FRC)和残气量(RV)下降。1 秒钟用力呼气容积/用力肺活量(FEV_1/FVC)正常或增加。单次呼吸法一氧化碳弥散(DL_{CO})降低,即在通气功能和肺容积正常时,DL_{CO} 也可降低。

(4)血气检测:IPF 的血气检测在判断、检测疾病进展、估计预后方面意义重大。IPF 患者的通气/血流比例失调,PaO_2、$PaCO_2$ 下降,肺泡动脉血氧分压差 $[P(A-a)O_2]$ 增大。

(5)肺泡灌洗液检查:BAL 的细胞学分析可能有助于诊断某些特定类型的 ILD。对疑诊 IPF 的患者,BALF 最主要的作用是排除慢性外源性过敏性肺泡炎;BALF 中淋巴细胞增多($\geqslant 40\%$)时应该考虑慢性外源性过敏性肺泡炎的可能。因此,绝大多数 IPF 患者的诊断流程中不应该进行 BALF 细胞学分析,但可能适用于少数患者。

(6)经支气管镜肺活检术(transbronchial lung biopsy,TBLB):TBLB 有助于某些疾病的诊断(如结节病等肉芽肿性疾病),但 HRCT 表现为 UIP 型时,可以大致排除这些疾病。对于怀疑 UIP 而需要进行组织病理学分析的病例,TBLB 的特异度和阳性预测值尚不明确。虽然 TBLB 的标本有时可以见到 UIP 的组织学特征,但对 UIP 诊断的敏感度和特异度尚不明确,TBLB 的取材部位和取样数目也不明确。因此,绝大多数 IPF 患者的诊断评价中不应该使用经支气管镜肺活检,但可能适用于少数患者。

(7)结缔组织疾病相关血清学检查:关于血清学筛查对疑诊 IPF 患者的评估价值,目前尚无明确的研究结论。结缔组织疾病可以出现 UIP 型表现,绝大多数疑诊的 IPF 患者应该进行结缔组织疾病相关的血清学检测,但可能不适用于少数患者。

3.病因诊断

部分慢性外源性过敏性肺泡炎的表现与 IPF 很相似,需要特别注意通过全面评价来明确该患者是否有慢性外源性过敏性肺泡炎的可能。BALF 中淋巴细胞增多(≥40%)提示该病的存在,进一步调查患者的环境暴露因素,必要时安排外科肺活检。符合结缔组织疾病诊断标准的患者不能诊断 IPF。目前没有临床或血清学特征性表现的年轻患者,尤其是年轻女性,可能在以后的观察中逐渐表现出结缔组织疾病的临床特征。所以,对于较年轻(<50 岁)的患者,需高度警惕存在结缔组织病的可能。

4.诊断注意事项

IPF 需要与脱屑型间质性肺炎(desquamative interstitial pneumonia,DIP)、急性间质性肺炎(acute interstitial pneumonitis,AIP)、弥散性肺泡损伤(diffuse alveolar damage,DAD)、非特异性间质性肺炎(nonspecific interstitial pneumonia,NSIP)、特发性闭塞性机化性肺炎(bronchiolitis obliterans with organizing pneumonia,BOOP)相鉴别。

(1)脱屑型间质性肺炎:男性多发,绝大多数为吸烟者。起病隐袭、干咳、进行性呼吸困难。半数患者有杵状指(趾)。肺功能呈限制性通气功能障碍,弥散功能降低,但不如 IPF/UIP 显著。RBILD 临床表现同 DIP,杵状指(趾)相对少见。DIP 最显著的病理学改变是肺泡腔内肺泡巨噬细胞(alveolar macrophage,AM)均匀分布,见散在多核巨细胞。与此相伴的是轻、中度肺泡间隔增厚,伴少量炎性细胞浸润,无明显的纤维化和成纤维细胞灶。低倍镜下病变均匀分布,时相一致,与 UIP 分布多样性形成鲜明对比。AM 聚积以细支气管周围气腔为主,而远端气腔不受累时,这一病理便称为 RBILD。影像学早期出现双肺磨玻璃样改变,后期出现线状、网状、结节状间质影像,通常不出现蜂窝样改变。RBILD 患者,HRCT 出现网状结节影,未见磨玻璃影。

(2)急性间质性肺炎:病因不明,起病急剧,临床表现为咳嗽、严重呼吸困难,很快进入呼吸衰竭。多数病例发病前有"感冒"样症状,半数以上患者发热。病理学表现为弥散性肺泡损伤(DAD)机化期改变。影像学表现为双侧弥散性网状、细结节及磨玻璃样阴影,急骤进展可融合成斑片乃至实变影。

(3)非特异性间质性肺炎:可发生于任何年龄,男多于女,主要表现为咳嗽、气短,少数患者有发热。病理学表现为肺泡壁明显增厚,呈不同程度的炎症和纤维化,病变时相一致,但缺乏 UIP、DIP 或 AIP 的特异性改变。肺泡结构破坏较轻,肺泡间隔内由淋巴细胞和浆细胞混合构成的慢性炎症细胞浸润是 NSIP 的特点。影像学显示双侧间质性浸润影,双肺斑片磨玻璃阴影是本病 CT 特征性所见。

(4)慢性外源性过敏性肺泡炎:急性期暴露于大量抗原物质后 4～6 小时后出现咳嗽、寒战和肌肉疼痛,症状可持续 8～12 小时,白细胞总数和嗜酸粒细胞计数增加。亚急性期为吸入少量抗原后发生的亚急性过敏性肺泡炎,其临床症状极似慢性支气管炎。慢性期为长期暴露在抗原下,可发生不可逆的肺部纤维化。病理学病变主要累及肺泡、肺泡间隔、血管和终末细支气管,其病理改变与病期有关。①急性期:肺泡壁和细支气管壁水肿,有大量淋巴细胞浸润,浆细胞也明显增加,尚有单核细胞、组织细胞,而嗜酸粒细胞浸润较少。2 周左右水肿消退,大量瘤样上皮性肉芽肿和朗格汉斯细胞产生,许多肉芽肿被胶原纤维包裹。肺肉芽肿为急性期典型病变。②慢性期:以间质纤维化,肺泡壁淋巴细胞浸润,胶原纤维增生为主,尤其在细支气管和所属小动脉有时因肌纤维和内皮细胞增生而增厚。而肉芽肿病变此时基本消失。支气管肺泡灌洗显示中淋巴细胞比例增高,IgG 和 IgM 的比例也增高。血清学检查阴性患者,可做激发试验。肺功能典型改变为限制性通气障碍。影像学早期或轻症患者可无异常发现,有时临床表现和 X 线改变不相一致。典型病例急性期在中、下肺野见弥散性肺纹理增粗,或细小、边缘模糊的散在小结节影。病变可逆转,脱离接触后数周阴影吸收。慢性晚期,肺部呈广泛分布的网织结节状阴影,伴肺体积缩小。常有多发性小囊性透明区,呈蜂窝肺。怀疑本病因仔细询问接触史,行血清沉淀抗体测定,支气管肺泡灌洗,肺功能检查等进行综合分析,必要时行肺活检。

(5)特发性闭塞性机化性肺炎:多发于 40～60 岁,最常见症状是持续性干咳,其次为轻度呼吸困难和体重减轻。约有 1/3 的患者表现为咽痛、发热、乏力等流感样症状。约 2/3 的患者肺部可闻及爆裂音。病理学病变主要累及终末和呼吸性细支气管、肺泡管,管壁内常有单核细胞浸润,管腔内则可有水肿性肉芽组织充填,肉芽组织栓内常有巢状慢性炎症细胞浸润。肺功能主要表现为限制性通气功能障碍和弥散功能障碍,很少表现为阻塞性通气功能障碍。影像学检查表现无特异性,多种多样。典型改变是双侧斑片状或磨玻璃样肺泡性浸润影,可呈游走性,类似肺嗜酸细胞增多症。有时也可呈孤立性肺炎型,或弥散性间质性肺炎型。开胸肺活检对确诊 BOOP 有重要价值。

(二)临床分型

IPF 临床无分型。根据静息状态下的肺功能结果和(或)影像学的病变程度,把 IPF 分为"轻度""中度""重度"及"早期"和"晚期",但目前尚不明确上述分期是否与临床决策直接相关。

三、治疗

(一)康复措施

1.门诊治疗

患者临床症状轻,不影响生活与工作者,可采取门诊治疗。

2.住院治疗

有并发症或病情进行性加重的患者需住院治疗。

(二)非药物治疗

1.氧疗

有静息低氧血症的 IPF 患者应该接受长期氧疗。多数 IPF 患者应该接受肺康复治疗,但对于少数患者肺康复治疗可能是不合理的选择。多数 IPF 引起的呼吸衰竭应该接受机械通气,但对于少数患者机械通气可能是合理的选择。

2.外科治疗

某些合适的 IPF 患者应该接受肺移植治疗(强推荐,低质量级别),术前是否需要机械通气已成为判别肺移植后早期病死率的危险因素,因此呼吸机依赖已被许多中心认为是肺移植的相对或绝对禁忌证。

3.活动

适当活动,避免过度劳累。

4.饮食

无特殊要求。

(三)药物治疗

1.药物治疗原则

目前尚无治疗 IPF 的有效药物,但一些临床药物试验的结果提示某些药物可能对 IPF 患者有益。用于治疗 IPF 的药物有糖皮质激素、免疫抑制剂、秋水仙碱、环孢素、干扰素、抗氧化药物(乙酰半胱氨酸)、抗凝药物和降低肺动脉压等。目前尚缺乏足够证据支持应该常规使用这些药物治疗。

2.药物选择

根据患者病情及委员会推荐级别,对一些治疗的推荐意见是弱反对,表明这些治疗的收益与风险尚不明确,还需要更高质量的研究结果来证实。弱反对的药物可能适用于一些特定的患者,对于充分知情并强烈要求药物治疗的患者,推荐选用这些弱反对的药物。

（1）IPF 患者不应该接受糖皮质激素单药、秋水仙碱及环孢素治疗（强推荐，很低质量证据）。

（2）IPF 患者不应该接受糖皮质激素与免疫抑制剂（如硫唑嘌呤、环磷酰胺）的联合治疗（强推荐，低质量证据）。

（3）多数 IPF 患者不应该接受糖皮质激素、硫唑嘌呤及乙酰半胱氨酸联合治疗，不应该接受乙酰半胱氨酸单药治疗，但对于少数患者可能是合理的治疗措施（弱推荐，低质量证据）。

（4）PF 患者不应该接受干扰素 γ-1b 治疗（强推荐，高质量证据）。

（5）IPF 患者不应该接受波生坦、益赛普治疗（强推荐，中等质量证据）。

（6）多数 IPF 患者不应该接受抗凝治疗，但对少数患者抗凝治疗可能是合理的选择（弱推荐，很低质量证据）。

（7）多数 IPF 患者不应该接受吡非尼酮治疗，但对少数患者该药物可能是合理的选择（弱推荐，低-中等质量证据）。

（四）特发性肺间质纤维化复发的预防与治疗

特发性肺间质纤维化因原因不明，可能的高危因素有吸烟、环境暴露、微生物感染、胃食管反流和遗传因素。因此，戒烟、避免危险环境暴露、避免反复感染、积极治疗反流性食管炎等可能有助于 IPF 的预防和急性加重。

（五）特发性肺间质纤维化并发症和伴发疾病的治疗

IPF 患者的常见并发症和伴发疾病越来越受到人们的关注，主要包括 IPF 急性加重、肺动脉高压、胃食管反流、肥胖、肺气肿和阻塞性睡眠呼吸暂停。目前尚不明确治疗这些伴发的疾病是否会影响 IPF 患者的预后。

1.IPF 急性加重

多数 IPF 急性加重时应该接受糖皮质激素治疗，但对少数患者来说，糖皮质激素治疗可能是不合理的选择（弱推荐，很低质量证据）。

2.IPF 合并肺动脉高压

多数 IPF 患者不应该接受针对肺动脉高压的治疗，但对少数患者来说可能是合理的选择（弱推荐，很低质量证据）。

3.反流性食管炎

多数 IPF 患者应该接受针对无症状胃食管反流的治疗，但对少数患者来说可能是不合理的选择（弱推荐，很低质量证据）。

4.肥胖、肺气肿和阻塞性睡眠呼吸暂停

迄今为止尚无IPF患者伴发肥胖、肺气肿和阻塞性睡眠呼吸暂停治疗方面的研究资料,因此无法给予推荐意见。

(六)特发性肺间质纤维化姑息治疗

姑息治疗旨在减轻患者症状和减少痛苦,而不是治疗疾病。姑息治疗的目标是减轻患者生理与精神上的痛苦,为患者及其家属提供心理与精神上的支持。这些治疗措施均需个体化,是疾病辅助治疗的一部分。

IPF患者咳嗽和呼吸困难等症状的恶化很常见且疗效差。有限的研究结果提示,糖皮质激素和沙利度胺可能缓解IPF患者的慢性咳嗽;慢性阿片类药物可用于治疗严重呼吸困难和咳嗽,但需要严密监测药物不良反应。

第四章

通气调节功能障碍性疾病

第一节　重叠综合征

阻塞性睡眠呼吸暂停低通气综合征（obstructive sleep apnea hypopnea syndrome，OSAHS）与 COPD 同时存在则称为"重叠综合征"。重叠综合征患者在夜间快速动眼睡眠时可产生更为严重的低氧血症。在相同的 $FEV_1\%$ 和 $FEV_1/FVC\%$ 的情况下，重叠综合征患者与单纯的 COPD 患者相比，其 PaO_2 更低，而 $PaCO_2$ 则更高，且更易产生肺动脉高压、右心衰竭和高碳酸血症。OSAHS 在成人中的发病率为 2%～4%，而 COPD 也为常见病。鉴于各自的多发性，两者同时发生于同一患者的机会较大，且病情可因相互影响而更为严重。研究表明 OSAHS 患者中，有 10% 以上伴有 COPD，反之，COPD 患者也有发生 OSAHS 的可能，在西方国家可高达 22%～29%。

一、病因及发病机制

导致 OSAHS 和 COPD 发生的高危因素同样存在于重叠综合征患者中，比如肥胖、吸烟或长期有害颗粒或气体吸入史、呼吸中枢调节功能障碍等。OSAHS 与 COPD 同时存在时，对气体交换产生协同影响。由于重叠综合征患者同时存在外周气道阻塞和上气道梗阻，气道阻力增加明显，COPD 患者在睡眠时期，每分通气量降低，尤其在 REM 睡眠期间更为明显，潮气量显著减少，导致 PaO_2 降低。在非快速眼动睡眠时，由于上气道阻力增加而致低通气。COPD 患者的功能残气量明显减少，可能与睡眠开始之前所存在的胸廓和膈肌的功能缺陷有关，夜间仰卧位睡眠时可进一步加重。COPD 使通气与血流比例失调，导致低氧血症，OSA 又使肺泡通气不良加重，重叠综合征患者比单纯 OSA 患者夜间

对 CO_2 的刺激通气反应降低,呼吸中枢对低氧、高二氧化碳刺激的敏感性降低,更易出现呼吸紊乱,造成进一步的缺氧和高碳酸血症,形成恶性循环。因此,重叠综合征患者较单纯 OSAHS 或 COPD 有更严重的夜间低氧,更常见的晨起头痛、白天嗜睡及肺动脉高压、右心衰竭,从而导致其更高的并发症发生率和死亡率。COPD 患者如有显著的肥胖,又有 COPD 紫肿(blue bloated,BB)型的临床表现,需高度考虑存在重叠综合征的可能性。对重叠综合征的患者进行夜间单纯氧疗时,需警惕有加重和延长呼吸暂停的可能性,进而使 $PaCO_2$ 上升到一个危险程度。

二、临床表现

(1)有 COPD 和 OSAHS 常见的症状和体征。

(2)COPD 患者合并睡眠呼吸障碍时,通常夜间频繁憋醒,仰卧位加重,半卧位或侧卧位减轻。患者常有入睡困难,且常频繁觉醒,觉醒时伴有焦虑和紧张。晨起感到头痛,白天嗜睡。

(3)在 REM 睡眠期有明显的动脉血氧饱和度降低,在 BB 型 COPD 患者中尤为明显。REM 期的低氧血症可持续 1~2 分钟,甚至 1 小时以上。

(4)由于睡眠期间的低氧血症,患者可并发心血管系统、神经系统和血液系统症状,如右心衰竭、高碳酸血症、心律失常、肺动脉压力升高和红细胞增多症等,甚至夜间突然死亡。

三、诊断

(一)首先要确立 COPD 的诊断

根据病史、查体及胸部影像学、肺功能、动脉血气分析可诊断。

(二)明确 OSAHS 的诊断

多导睡眠呼吸监测(具体见 OSAHS 部分)。对单纯的 COPD 患者,只需在睡眠中进行血氧饱和度的监测即可。但是如怀疑 COPD 患者合并 OSAHS 时,即有重叠综合征时,必须进行多导睡眠图检查。临床上应尽早发现和诊断重叠综合征病例,以指导这类患者的氧疗和夜间通气治疗。

(三)重叠综合征并发症的检测

超声心动图、血常规等。

四、治疗

(一)无创正压通气治疗

无创正压通气治疗不仅能改善或纠正 COPD 所致的慢性呼吸衰竭(缓解呼吸肌疲劳,通过改善肺部顺应性,减轻肺通气血流比例失衡,增加呼吸中枢对 CO_2 反应的敏感性),还是 OSAHS 首选的最有效的治疗手段。对于重叠综合征的患者,经鼻或经口鼻面罩无创正压通气尤为适用,患者能够从该治疗中受益。不仅可作为其急性加重时的辅助治疗,还可以作为稳定期时家庭维持治疗,尤其是夜间的无创正压通气治疗。无二氧化碳潴留或轻度高碳酸血症的重叠综合征可选用经鼻持续气道正压通气(CPAP),中重度高碳酸血症者则首选双水平气道正压通气(BiPAP)。IPAP 通常为 0.8~2.0 kPa(8~20 cmH_2O),而 EPAP 尽可能保持较低水平。IPAP 的设定数值增加,可改善肺泡通气,增加每分通气量,以纠正低通气,使 $PaCO_2$ 下降。而 EPAP 数值的增加可使上气道维持开放状态,以克服阻塞性睡眠呼吸暂停和低通气。CPAP 有时不能有效改善通气,可在睡眠时导致二氧化碳潴留;但 BiPAP 能改善通气而避免二氧化碳潴留。

(二)氧疗

重叠综合征患者如果存在严重而持续的低氧血症,应进行长期氧疗,氧疗可纠正或改善重叠综合征的低氧状态,对于严重重叠综合征患者可联合应用氧疗与无创通气。对重叠综合征的患者进行夜间单纯氧疗时,需警惕有加重和延长呼吸暂停的可能性,进而使 $PaCO_2$ 上升到一个危险的程度。最好在夜间无创正压通气同时给予氧疗。

(三)有创机械通气治疗

对严重的重叠综合征导致肺性脑病、昏迷的患者,实行气管插管或气管切开术行有创机械通气是改善通气功能、防止上气道梗阻及解除致命性窒息最有效的措施。接受人工气道后机械通气的重叠综合征患者可实施有创/无创序贯性机械通气治疗策略,能够缩短有创机械通气的时间及减少呼吸机相关性肺炎的发生。

第二节　过度通气综合征

过度通气综合征是由于通气过度超过生理代谢需要而引起的一组综合征,本征所指的是没有器质性病变的任何原因,而发作时有呼吸运动加快,产生动脉血二氧化碳分压降低(低于5 kPa),呼吸性碱中毒,并有交感神经系统兴奋,临床上表现各种各样的症状。所有症状都可以用过度通气和呼吸性碱中毒来解释,症状的发生与呼吸控制系统异常、自主呼吸调节丧失了稳定性(很可能是脑干以上的高位神经结构,如下丘脑)有关。过度通气综合征的概念包括以下 3 个含义:①有躯体症状;②有可以导致过度通气的呼吸调节异常;③躯体症状与呼吸调节异常之间存在因果联系,也就是说躯体症状是由呼吸调节异常引起的。很多器质性疾病,如低氧血症、肺炎、肺间质纤维化、肺栓塞、充血性心力衰竭、代谢性酸中毒、发热等,都可伴随过度通气状态,血气分析示 $PaCO_2$ 降低,但不属于过度通气综合征的范畴。过度通气与呼吸深快不一样,呼吸深快是指每分通气量增加而不涉及 $PaCO_2$ 的变化。

一、诊断

(一)临床表现

本征常见于女性,具有神经官能症的表现或有诱发精神紧张的因素。常伴呼吸驱动力、肌肉做功、每分通气量都增加,气急和胸痛是其最常见的表现。文献报道 $51\%\sim90\%$ 的非心脏性胸痛与过度通气相关。若伴有碱中毒,则可出现一系列神经症状,如头昏、视力障碍、晕厥、癫痫样发作、感觉异常、手足痉挛和僵直、肌力下降。严重碱中毒还可诱发心律失常和心肌缺血。通过对病史、查体和合并疾病的分析可初步知其病因。

(二)动脉血气分析

动脉血气分析可明确是否存在过度通气及其严重程度。主要表现为 $PaCO_2$ 降低,pH 升高。测定 pH 可明确原发性碱中毒或原发性酸中毒,同时肺泡动脉血氧分压差($DA\text{-}aPO_2$)增大常提示肺部疾病可能是其基础病因。夜间测定通气和动脉血氧饱和度对疑为精神性过度通气有较高的价值,这部分患者睡眠时过度通气就消失了。

(三)Nijmegen 调查表

Nijmegen 调查表包括如下 16 项内容:紧张感、呼吸短促、深快呼吸、感觉无法深吸气、心悸、手足冷厥、焦虑、胸痛、头晕、胸部压榨感、手指麻刺感、视物模糊、思维混乱、手指或手臂僵硬、腹胀感、口周发紧。每一项分 5 级计分,0 分表示从未出现过,1 分表示极少出现,2 分表示时有时无,3 分表示经常出现,4 分表示频繁出现。任一项计 3 分则表示已影响其生活,累计超过 23 分则为阳性。

(四)试验治疗

试用含二氧化碳的气体让其吸入,可阻止症状的发生。

(五)鉴别诊断

除外癫痫、甲状腺功能低下、低血糖反应等疾病。

二、治疗

(一)一般处理

向患者解释清楚症状与过度通气之间的联系,进行细心的心理疏导,解除患者精神负担,消除恐惧心理。必要时给予谷维素、镇静药如地西泮、三环类抗焦虑药如三唑仑等药物配合。

(二)掌握正确的呼吸方法

即腹式呼吸、缓慢呼吸,通过减慢呼吸频率减少或消除过度通气的倾向性。

(三)重复呼吸疗法

急性发作时采用面罩(或袋囊)重复呼吸疗法,使吸入气体中 CO_2 提高而减轻症状。

第三节　高通气综合征

高通气综合征指以呼吸困难为突出表现,没有器质性心肺疾病,伴随焦虑和过度通气的一组综合征。过度通气状态,即血气 $PaCO_2$ 的降低,与高通气综合征不同。很多器质性疾病,尤其是支气管哮喘、肺栓塞、甲状腺功能异常等,都可伴随过度通气状态,血气 $PaCO_2$ 降低,后者不属于高通气综合征的范畴。诊断中应注意鉴别。

一、与焦虑的关系

焦虑是高通气综合征患者的一大特征,约70%的患者同时符合精神疾病分类标准(DSM-IV)中焦虑障碍的诊断标准。所不同的是,焦虑障碍的诊断强调精神焦虑,同时要求伴随躯体症状;而高通气综合征的诊断更加偏重躯体症状和呼吸生理改变。

二、发病机制

尚不完全清楚,学术界倾向认为精神焦虑使皮质呼吸调节异常,丧失了呼吸调节的稳定性,发生一过性过度通气,导致症状的发生。

三、临床表现

高通气综合征的典型症状详见表4-1,具有诊断的特异性。临床多为慢性过程,伴急性发作。急性发作时间多为10~30分钟,严重时长达1个多小时,多自然缓解。临床上可以表现为短期内频繁的症状发作,而另一时期又有较长的相对缓解期,迁延为慢性。严重发作时患者有濒临死亡的感觉,常急诊就医。尽管症状很重,但是尚未见到由于高通气综合征而死亡的报道。经过正确的诊断和处理,预后常较好。

表4-1　高通气综合征的典型症状

项目	典型症状
呼吸渴求	⌒ 长吸气、上不来气、吸不到底、有意识辅助呼吸
胸部发紧	胸部发紧、气堵在胸部、胸闷、胸部压迫感
肢体发麻	肢体麻木或针刺感、抽搐、头晕
焦虑	精神紧张、心烦意乱、坐卧不宁、烦躁、恐惧、濒死感

四、诊断

有经验的医师常根据病史和症状描述就可以诊断。面对突出的呼吸困难,系统体格检查、胸部X线片、动脉血气、肺功能、心电图、超声心动图等实验室检查没有发现明显异常,应考虑到高通气综合征。应注意与支气管哮喘、肺栓塞、甲状腺功能异常进行鉴别,必要时进行支气管激发试验、V/Q 显像以减少误诊。

五、治疗

(一)腹式呼吸训练治疗

分3个步骤。

（1）向患者解释症状与过度通气之间的联系,告知该疾病的性质和预后,解除患者的疑病观念,消除恐惧心理。

（2）学习腹式呼吸,通过减慢呼吸频率,减少或消除过度通气的倾向。

（3）患者需要接受 20 次呼吸训练,在 2～3 个月内完成。该治疗措施在缓解症状、减少发作频率和降低强度方面有很好的疗效,经过 2～3 个月的治疗,60%～70%的患者症状得以缓解。1～2 年后随访,远期疗效很稳定,复发率较低。急性发作期的治疗是大家熟悉的面罩（或袋囊）重呼吸疗法,通过增加呼吸无效腔,使 $PaCO_2$ 增加,通气降低,症状迅速得到缓解。

（二）药物治疗

高通气综合征一经诊断,首选腹式呼吸训练治疗,尤其是躯体症状突出的患者,青少年患者应该尽可能避免精神药物治疗。精神药物治疗与腹式呼吸训练治疗相比具有疗程长、容易形成心理依赖、撤药反跳和复发率高的缺点。对焦虑突出、躯体症状不明显,伴有抑郁的患者,应该在精神专科医师的指导下使用精神药物。常用药物有以下几种。

1.苯二氮䓬类（BZD）

苯二氮䓬类药物能有效地减轻焦虑,其中的阿普唑仑被认为是有效抗惊恐药物。用量由低剂量开始,过 4～6 天后,依病情需要和耐受状况调整用量。其他常用药有地西泮、艾司唑仑、劳拉西泮。BZD 治疗焦虑简便易行,疗程充分后疗效明确。但 BZD 存在许多缺点难以克服。突出缺点是镇静性强、依赖潜力高,连续服用 4～8 周后即出现撤药反应。因此,在治疗显效后即刻拟定减药方案。即便如此,减药过程中仍有近 1/3 的患者出现症状反跳。少数患者难以彻底摆脱 BZD,终身服药。此外,高龄患者难以耐受较大剂量的 BZD,在治疗中易出现食欲下降、注意力难以集中、记忆障碍、全身软弱,甚至摔倒等。

2.选择性 5-羟色氨再摄取抑制剂（SSRI）

（1）帕罗西汀:用药从低剂量开始,在 6 周内增至充分治疗日用量,即帕罗西汀 20～60 mg。帕罗西汀对惊恐障碍疗效明确且耐受良好,可以减少发作频率,改善焦虑不安、抑郁等症状。帕罗西汀的优点在于不良反应轻,耐受良好。与传统的阿普唑仑比较,帕罗西汀依赖潜力低,但是复发率仍较高。

（2）西酞普兰:是近一段时间综合医院使用较多的 SSRI 类药,由于西酞普兰的抗焦虑疗效较差,躯体症状突出的患者尤其适宜。西酞普兰的治疗量为 20 mg,每天 1 次,服药方便,半衰期长约15 天,起效慢,多数患者服药 1 个月后症状开始改善。不良反应小,安全性较好,患者耐受性好。建议疗程为

6～9个月。

(三)认知行为疗法

作为一种独立的治疗方法,已用于治疗高通气综合征,无论单独或是与其他治疗合用,都是一种有效的治疗方法。认知行为治疗是在对患者进行疾病知识的系统教育后,让患者逐渐暴露于使其焦虑的实际场景并学会一种自控。

第四节　肥胖低通气综合征

肥胖低通气综合征(obesity hypoventilation syndrome,OHS)是一种以肥胖和高碳酸血症为特征的综合征,亦称匹克威克综合征。临床主要表现为病态肥胖,静息状态下的低氧血症、高碳酸血症、重度嗜睡、肺动脉高压和慢性右心衰竭,通常与 OSAHS 合并存在。但较单纯 OSAHS 有更高的并发症发生率和死亡率。

OHS 在普通人群中的准确发病率不清楚,有报道在肥胖 OSAHS 患者中发病率为 $10\%\sim20\%$,而在 $BMI\geqslant35\ kg/m^2$ 的住院人群中发病率为 31%。

一、病因及发病机制

其发病机制可能与呼吸系统负荷过重、呼吸中枢调节异常、睡眠呼吸疾病、神经激素等有关。OHS 患者有特征性的持续夜间低氧血症,这一点与 OSAHS 不同。OSAHS 患者的夜间低氧血症只是频繁的、间歇性的,并与 AHI 相关。在 OHS 中,大约 90% 的患者同时存在阻塞性睡眠呼吸暂停综合征(AHI≥5,有或没有睡眠低通气综合征);而 10% 的患者则伴有睡眠低通气综合征(AHI<5),睡眠低通气综合征患者的特点为睡眠时的 $PaCO_2$ 较清醒时的增加 1.3 kPa (10 mmHg),而同时存在的氧饱和度持续降低不能用阻塞性呼吸暂停和低通气事件解释。值得注意的是,低通气不同于换气不足,低通气是指 OSAHS 患者在多导睡眠图上所出现的阻塞性呼吸事件,表现为气流幅度的降低。

二、诊断

OHS 的诊断包括以下内容。

(1)肥胖($BMI\geqslant30\ kg/m^2$)和清醒时的二氧化碳潴留[$PaCO_2\geqslant6.0\ kPa$

(45 mmHg)],是诊断的必备条件,通常伴有 $PaO_2<9.3$ kPa(70 mmHg)。需要指出的是,BMI 在亚洲人或中国人诊断 OHS 所需的标准(BMI$\geqslant$30 kg/m^2)尚需更多的流行病学资料以明确。

(2)大多数患者(约 90%)同时存在睡眠呼吸疾病。

(3)如果患者的夜间动脉血 $PaCO_2$ 较白天升高超过 1.3 kPa(10 mmHg),则更有意义。

(3)排除其他疾病引起的高碳酸血症,如严重的阻塞性气道疾病;严重的间质性肺疾病;严重的胸壁疾病;严重的甲状腺功能减退;肢端肥大症;神经肌肉疾病和先天性中枢性肺泡低通气综合征。

三、鉴别诊断

需要排除其他疾病的引起高碳酸血症,如严重的阻塞性气道疾病;严重的间质性肺疾病;严重的胸壁疾病;严重的甲状腺功能降低;肢端肥大症;神经肌肉疾病和先天性中枢性肺泡低通气综合征。通过病史、体格检查及辅助检查(血液甲状腺功能、生长激素检测、胸部影像、肺功能、头颅影像及肌电图等)不难鉴别。

四、治疗

OHS 的治疗包括以下内容。

(一)减重

必要时外科手术辅助减重。体重降低将会有效的逆转 OHS,会改善睡眠呼吸疾病、减轻清醒时的呼吸衰竭并且改善肺功能。

(二)气道内正压通气

无创或有创通气可用于呼吸支持并逆转低通气。对由于急慢性呼吸衰竭而住院的 OHS 患者,以及时而正确的正压通气治疗是重要的。稳定的 OHS 患者首先应该使用 nCPAP,CPAP 压力增加可消除所有的呼吸暂停、低通气、气流受限;如果气道阻塞解除,仍存在持续的中度低氧,应该考虑使用 BiPAP。增加 IPAP 压力使氧饱和度维持在 90% 以上。如果 IPAP 和 EPAP 之差在 0.8~1.0 kPa(8~10 cmH$_2$O),氧饱和度仍然持续低于 90%,考虑 BiPAP 治疗的同时给氧或选用定容压力支持模式治疗。为了长期改善白天的低氧和高碳酸血症,大多数 OHS 患者需要 IPAP 在 1.6~2.0 kPa(16~20 cmH$_2$O),EPAP 需要在 0.6~1.0 kPa(6~10 cmH$_2$O);两者之间的差至少在 1.0 kPa(10 cmH$_2$O)。没有 OSA 的 OHS 患者,EPAP 压力可置于 0.5 kPa(5 cmH$_2$O),而增加 IPAP 压力用以改善通气。OHS 患者使用正压通气治疗可改善晨起头痛、白天嗜睡、呼吸困难、动脉血气、肺动脉高压、下肢水肿和继发性红细胞增多症。

(三)气管切开术

上气道梗阻在 OHS 发病中是重要的因素,并且有证据表明气管切开术能有效解决上气道梗阻。因气管切开术严重影响患者的生活质量,须严格掌握适应证。此方法仅为气道内正压通气及吸氧治疗无效时的最后手段。

(四)药物

药物治疗可用来刺激呼吸中枢,但目前治疗上进展不大。

(五)氧疗

大约有一半的 OHS 患者在正压通气治疗的同时需要夜间吸氧治疗,夜间或白天吸氧可显著减少患者对正压通气治疗的依赖。但单纯氧疗而没有正压通气治疗是不够的,不能改善低通气。

第五章

呼吸系统急危重症

第一节 大咯血

咯血是指喉部以下呼吸器官的出血,经咳嗽动作从口腔排出,每次咯血量和持续时间不一。通常大咯血指一次咯血量>200 mL,或24小时内咯血量>400 mL,或48小时内超过600 mL;或持续咯血而需输液以维持血容量,以及因咯血而引起呼吸道阻塞导致窒息者。急性致死性大咯血是指急剧从口鼻喷射出大量鲜血,出血量>2 000 mL者。短时间内咯血在300～400 mL者,血压和脉搏可无改变,咯血量增至700～800 mL时,血压和脉搏可有轻度改变,如一次咯血量达1 500～2 000 mL或更多,即可发生休克。国外报道急性致死性大咯血死亡率50%～90%,因此,及时治疗对抢救患者生命有重要意义。

一、诊断

(一)病史

询问与大咯血相关疾病史、咯血诱因、咯血量,尤注意其伴随症状。

1.咯血伴发热

见于肺结核、肺炎、肺脓肿、肺出血型钩端螺旋体病、流行性出血热、支气管肺癌等。

2.咯血伴胸痛

见于大叶性肺炎、肺梗死、肺结核、支气管肺癌等。

3.咯血伴大量脓痰

见于肺脓肿、支气管扩张及支气管癌合并感染等。

4.咯血伴呛咳

见于支气管肺癌、肺炎、肺炎支原体肺炎等。

5.咯血伴皮肤黏膜出血

注意钩端螺旋体病、流行性出血热、血液病、结缔组织病等。

6.咯血伴黄疸

须注意钩端螺旋体病、大叶性肺炎、肺梗死等。

(二)体格检查

应注意有无肺部啰音、皮肤黏膜出血、淋巴结肿大、心脏杂音、肝大、脾大及体重减轻等。出血部位的判断可根据肺部体征及 X 线检查确定。

(三)实验室检查

1.胸部 X 线检查

在病情许可情况下,应及时摄胸部 X 线片,包括后前位和侧位,以便了解病变性质和出血部位。肺动脉和支气管动脉造影可帮助精确判定出血部位,但多仅限于做栓塞治疗前行造影检查。支气管造影有助于支气管扩张的诊断。

2.纤维支气管镜

可发现支气管静脉曲张破裂出血,深入到亚肺段,对确定出血部位及性质、有无肿瘤能提供极大帮助,并可在直视下行活组织检查作病理学诊断。

3.化验检查

注意痰液的性状及细菌、真菌和细胞学检查。疑为出血性疾病者应做血常规、血小板计数、凝血酶原时间和凝血活酶时间测定。

(四)鉴别诊断

1.咯血首先需与口腔、咽、鼻出血鉴别

鼻腔出血多从前鼻孔流出,常在鼻中隔前下方发现出血灶,有时鼻腔后部出血量较多,可被误诊为咯血。用鼻咽镜检查,可见血液从后鼻孔沿咽壁下流,即可确诊。

2.大咯血与呕血的鉴别

见表 5-1。

二、治疗

大咯血应采取综合治疗措施,即迅速有效止血、保持呼吸道通畅、一般及时对症治疗、控制症的防治。

表 5-1　大咯血与呕血的鉴别

鉴别项目	咯血	呕血
病史	呼吸道疾病、心脏病(肺结核、支气管扩张、肺癌等)	上消化道病(消化性溃疡、肝硬化等)
前驱症状	喉痒,胸闷,咳嗽	上腹不适、疼痛、恶心、呕吐等
出血方式	咯出	呕出,可为喷射状
血液性状	鲜红,伴有痰液,泡沫状	棕黑色、暗红,有时鲜红色伴胃内容物
反应	碱性	酸性
演变	大咯血后常持续血痰数天,除咽入多量血液外,无黑便	呕血停止后无持续血痰,但柏油便常可持续数天

(一)一般治疗

1.卧床休息

大咯血患者应绝对卧床休息,尽量避免搬动或转送他院,颠簸可加重咯血,甚至导致死亡。一般应取患侧卧位,轻轻将气管内存留的积血咯出,减少出血和避免血液流向健侧。

2.镇静

大咯血时患者常有恐惧、精神紧张,必须稳定患者情绪,解除其顾虑,同时对无严重呼吸功能障碍和体质极度衰弱者适当给予镇静药,口服地西泮 2.5 mg 或艾司唑仑 2 mg,3 次/天;或肌内注射地西泮5～10 mg,1～2 次/天。严重者可口服或肌内注射苯巴比妥。

3.镇咳

原则上一般不用镇咳剂。剧咳者可给予喷托维林 25～50 mg,3 次/天,或可待因15～30 mg,3 次/天口服,作为对症治疗,并有降低胸内肺循环压的作用。年老体弱、肺功能不全者,咯血时慎用镇咳药以免抑制咳嗽反射和呼吸中枢,使血块不能咯出而窒息。气促者应给予氧疗。禁用吗啡,以免抑制咳嗽反射,造成血液滞留于气管内,引起呼吸道阻塞、呼吸困难及继发感染。

4.加强护理

应密切观察患者,随时做好大咯血和窒息的各项抢救准备。注意体温、脉搏、呼吸、血压和心率等生命体征,定期记录咯血量,若有口渴、烦躁、湿冷、面色苍白、咯血不止或窒息者应及时抢救。

(二)止血措施

除采用药物止血外,必须针对不同病因采取相应的措施,才能彻底止血。

1.止血药的应用

视病情选用以下药物。

(1)垂体后叶素:有降低肺循环压力的作用,可使肺小动脉收缩,减少肺内血流量,破裂的肺血管形成的血块可堵塞而止血,因此对大咯血者疗效迅速而显著。①用法:大咯血时以垂体后叶素 5～10 U 加入 50%葡萄糖液 20～40 mL 中,缓慢静脉滴注(持续 10～15 分钟),每天可用 2 次,必要时间隔 4～8 小时可重复应用。咯血持续或短期内反复咯血者以垂体后叶素 10～20 U 加入 5%～10%葡萄糖液 500 mL 中,缓慢静脉滴注,1～2 小时内滴完,大咯血控制后,仍可维持用 1～2 天,每天 2 次,每次 5～10 U,肌内注射,以控制残余的小量出血。②不良反应:注射过快可引起头痛、面色苍白、心悸、恶心、出汗、胸闷、腹痛、排便感觉和血压升高等,应减慢注射速度,甚至停用。③禁忌证:本药有强烈的收缩冠状动脉和子宫作用,对高血压、冠心病、肺心病、心力衰竭和孕妇忌用,过去对本药有较明显不良反应者应慎用。

(2)普鲁卡因:用于对垂体后叶素有禁忌者,本药具有扩张血管、降低肺循环压力的作用,用前应做皮试。具体用法:0.5%普鲁卡因 150～300 mg 加入 5%～10%葡萄糖液 500 mL 中缓慢静脉滴注;或 0.5%普鲁卡因 50 mg 加入 50%葡萄糖液 40 mL 中静脉注射,每次 1～2 次 。

(3)纠正凝血障碍药物:主要为抑制蛋白溶酶原的激活因子,使纤维蛋白溶酶原不能激活为纤维蛋白溶酶。从而抑制纤维蛋白的溶解,达到止血作用。即时止血作用不如前述药物明显,多用于持续咯血者。但多数咯血者无凝血障碍,故疗效评价不一。常用药物如下。①6-氨基己酸(EACA):EACA 6.0 g 加入 5%～10%葡萄糖液 250 mL 中静脉滴注,每天 1～2 次。②氨甲苯酸(PAMBA):作用比 EACA 强 4～5 倍。用法:PAMBA 100～200 mg 加入 50%葡萄糖液 40 mL,静脉注射,每天 1～2 次;或 200 mg 加入 5%～10%葡萄糖掖 500 mL 中静脉滴注。③止血环酸(AMCA):AMCA 250 mg 加入 50%葡萄糖液 40 mL 中,静脉注射,每天 1～2 次;或 AMCA 750 mg 加入 5%～10%葡萄糖液 500 mL 中,静脉滴注。

(4)其他药物。①安特诺新:对毛细血管通透性有强大抑制作用,并有增加毛细血管抵抗力和加速管壁回缩作用。用法:10～20 mg,肌内注射,每天 1～2 次;或 5 mg 口服,每天 3 次。②立止血:可用 1～2 U 静脉注射或肌内注射,每天1～2次。③维生素C:200～300 mg口服,每天3次。④中药中止血药很多,如三七粉、云南白药等均可使用。⑤近年使用凝血酶原复合物。用于凝血机制障碍、凝血酶原时间延长者,疗效较为显著,剂量为10～20 U/kg加入5%～10%葡萄糖液200 mL中,开始缓慢静脉滴注,以后可稍快,1小时左右滴完。

(5)鱼精蛋白注射液:本药为肝素拮抗剂,使肝素迅速失效,丧失抗凝效力,并使组织中的凝血活酶形成凝血酶,加速凝血过程。可用于凝血功能障碍和肝功能不全的咯血者。用法:鱼精蛋白50～100 mg加入50%葡萄糖液40 mL缓慢静脉注射,每天1～2次,部分患者可出现变态反应,宜慎用。

2.输血

持续大咯血出现循环血容量不足现象,如收缩压阵至<13.3 kPa(100 mmHg)应及时补充血容量,宜少量多次输新鲜血(每次100～200 mL),除能补充血容量外,尚有止血作用。

3.人工气腹

对反复大咯血,上述治疗无效时,可行人工气腹治疗,尤以病变在两肺中、下肺野疗效更显著,且患者无腹肌粘连,若肺组织纤维硬变则疗效较差。首次注气量1 000～1 500 mL,必要时隔1～2天重复注气一次,每次400～600 mL。

4.手术治疗

对于出血部位明确、而无手术禁忌的大咯血患者及时恰当的手术有时可挽救生命。

(1)指征:①肺部病变引起的致死性大咯血经严格内科各种治疗无效者;②可能引起呼吸道阻塞和窒息者;③考虑为结核性或非结核性支气管扩张、结核性空洞内动脉瘤破裂、肺脓肿和肺癌等大咯血,可行肺段和肺叶切除术。

(2)禁忌证:①两肺病变广泛,两肺周围病灶,支气管癌转移或咯血部位未能确定;②肺功能不全;③全身情况太差;④凝血功能障碍;⑤肺切除术后再咯血。

5.局部止血治疗

对严重反复咯血患者,如临床情况严重,肺功能较差,不适于手术治疗者,可考虑做局部止血治疗。用硬质支气管镜放入填塞气囊作止血和防止血液扩散至健侧肺;用纤维支气管镜辨认出血的叶、段支气管口,而后将聚乙烯导管由活检孔插入至病变部位,并注入冷(4 ℃)生理盐水50 mL,留置30～60秒后吸出,重复数次,因冷刺激使血管收缩而止血;或注入凝血酶5 mL(100 U/mL);或肾上腺素液(1∶2 000)1～2 mL;也有用血管气囊导管自纤维支气管镜活检孔插入至出血部位的叶、段支气管腔,注入气体充胀气囊后留置。经24小时后放松气囊观察,若无继续出血即可拔除气囊导管。

6.支气管动脉栓塞法

经股动脉插管,将导管插到病变区域支气管动脉分支的血管腔内,注入明胶海绵或聚四氯乙烯栓子(直径 0.5～2.0 mm)10 余个,形成栓塞,以控制支气管动脉出血,能较快达到止血目的。

(三)原发病的治疗

1.抗感染治疗

适用于支气管与肺部感染而大量咯血者。根据经验或药敏选择相应的抗生素静脉滴注。

2.抗结核治疗

肺结核大咯血多有活动性病灶,应积极抗结核治疗。如异烟肼 300～400 mg 每天 1 次,口服。链霉素 0.75 g/d 肌内注射(50 岁以上或肾功能减退者可用 0.5 g),利福平每天次,空腹口服 450～600 mg。也可根据病情改用其他抗结核药物。

3.其他

根据原发病不同作相应的治疗。

(四)并发症的治疗

1.大咯血并窒息

大咯血致死的主要原因是窒息,应及早预防、识别和抢救。

(1)窒息早期特征:咯血突然减少或停止,同时感胸闷,喉头作响,烦躁不安,呼吸浅速或骤停,表情恐怖或呆滞,全身发绀,双手乱抓,大汗淋漓,眼瞪口张,大小便失禁,一侧或双侧肺呼吸音消失。

(2)抢救措施:应争分夺秒、快速准确,抢救的重点是保持呼吸道通畅和纠正缺氧。①立即抱起患者下身,倒置使身体躯干与床呈 40°～90°,另一人托下部向背部屈曲并拍击背部,倒出肺内的血液。对一侧肺已切除,余肺发生咯血窒息者将患者卧于切除肺的一侧,健侧肺在上方,头低脚高。②清除血块:用开口器把口张开,并用舌钳将舌拉出,清除口咽部积存血块,或用导管自鼻腔插至咽喉部,借吸引器吸出口、鼻、咽喉内的血块,并刺激咽喉部,使患者用力咯出堵塞于气管内的血块。必要时可用气管插管或气管切开,通过冲洗和吸引,也可迅速恢复呼吸道通畅。③给予高流量吸氧,若自主呼吸极弱或消失,则用呼吸机辅助呼吸治疗。在呼吸道通畅情况下同时用呼吸兴奋剂。④窒息解除后继续各种相应处理,纠正酸中毒,控制休克,处理肺水肿、呼吸道感染、肺不张等。⑤止血:仍继续咯血者,可用垂体后叶素等止血药物。

2.大咯血并发肺不张及肺炎

(1)肺不张:因血块阻塞支气管或因应用大量镇静剂、镇咳剂等抑制了咳嗽而妨碍支气管分泌物的排出,阻塞支气管而导致阻塞性肺不张。处理措施:①鼓励患者翻身排痰,侧卧位,病侧(肺不张侧)在上,健侧在下,垫高床脚,轻拍患者背部鼓励患者咳痰。②停用一切镇咳剂及镇静剂。③用解痉药、祛痰药雾化吸入以利排痰,可口服氯化铵、鲜竹沥;氨茶碱口服或静脉注射;雾化吸入 α-糜蛋白酶 5 mg+生理盐水 10 mL+庆大霉素 8 万 U,每天 2 次,每次 15 分钟。

(2)肺炎。血块部分堵塞支气管使其分泌物引流不畅,继发肺部感染,处理如下。①加强排痰,体位引流(侧卧位,病侧在上)。②抗生素:青霉素 400 万～800 万 U/d+生理盐水 500 mL 静脉滴注,或头孢唑啉6.0 g+生理盐水 500 mL 静脉滴注,或选用其他抗生素。

3.大咯血并休克

中等量咯血很少引起休克,反复大咯血则可导致休克,如伴有感染的毒素作用,则更易引起休克。治疗上应迅速补充血容量(输液或输血);适当使用血管活性药,但血压不宜升得太高,以免再咯血;使用广谱有效抗生素,尽快控制感染。

第二节 肺 栓 塞

肺栓塞(pulmonary embolism,PE)是以各种栓子阻塞肺动脉系统为其发病原因的一组疾病或临床综合征的总称,包括肺血栓栓塞症、脂肪栓塞综合征、羊水栓塞、空气栓塞等。肺血栓栓塞症(pulmonary thromboembolism,PTE)是来自深静脉或右心的血栓堵塞了肺动脉及其分支所致疾病,以肺循环和呼吸功能障碍为其主要临床和病理生理特征。PTE 占肺栓塞的绝大部分,通常在临床上所说的肺栓塞即指 PTE。引起 PTE 的血栓主要来源于深静脉血栓形成(deep venous thrombosis,DVT),PTE 常为 DVT 的并发症。PTE 与 DVT 是静脉血栓栓塞症(venous thromboembolism,VTE)的两种重要的临床表现形式。

PTE-DVT 一直是国内外医学界非常关注的医疗保健问题,在世界范围内发病率和病死率都很高,临床上漏诊与误诊情况严重。美国 DVT 的年发病率为 1.0%,而 PTE 的年发病率为0.5%,未经治疗的 PTE 病死率高达 26%～37%,而如果能够得到早期诊断和及时治疗,其病死率会明显下降。我国目前尚无 PTE 发病的准确的流行病学资料。但据国内部分医院的初步统计和依临床经验估计,在我国 PTE 绝非少见病,而且近年来其发病例数有增加趋势。

一、病因

PTE 的危险因素包括任何可以导致静脉血液淤滞、静脉内皮损伤和血液高凝状态的因素,即 Virchow 三要素。这些因素单独存在或者相互作用,对于 DVT 和 PTE 的发生具有非常重要的意义。易发生 VTE 的危险因素包括原发性和继发性两类。

(一)原发性危险因素

由遗传变异引起,包括凝血、抗凝、纤溶在内的各种遗传性缺陷(表 5-2)。如 40 岁以下的年轻患者无明显诱因出现或反复发生 VTE,或呈家族遗传倾向,应考虑到有无易栓症的可能性。

表 5-2　引起 PTE 的原发性危险因素

抗凝血酶缺乏
先天性异常纤维蛋白原血症
血栓调节因子异常
高同型半胱氨酸血症
抗心脂抗体综合征
纤溶酶原激活物抑制因子过量
凝血酶原 20210A 基因变异
Ⅻ因子缺乏
Ⅴ因子 Leiden 突变(活性蛋白 C 抵抗)
纤溶酶原缺乏
纤溶酶原不良血症
蛋白 S 缺乏
蛋白 C 缺乏

(二)继发性危险因素

由后天获得的多种病理生理异常所引起,包括骨折、创伤、手术、妊娠、产褥期、口服避孕药、激素替代治疗、恶性肿瘤和抗磷脂综合征等,其他重要的危险因素还包括神经系统病变或卒中后的肢体瘫痪、长期卧床、制动等。在临床上,可将上述危险因素按照强度分为高危、中危和低危因素(表 5-3)。

表 5-3 引起静脉血栓的危险因素

高危因素(OR 值>10)
骨折(髋部或大腿)
髋或膝关节置换
大型普外科手术
大的创伤
脊髓损伤
中危因素(OR 值 2~9)
关节镜膝部手术
中心静脉置管
化疗
慢性心力衰竭或呼吸衰竭
雌激素替代治疗
恶性肿瘤
口服避孕药
瘫痪
妊娠/产后
既往 VTE 病史
易栓倾向
低危因素(OR 值<2)
卧床>3 天
长时间旅行静坐不动(如长时间乘坐汽车或飞机旅行)
年龄
腔镜手术(如胆囊切除术)
肥胖
静脉曲张

即使积极地应用较完备的技术手段寻找危险因素,临床上仍有部分病例发病原因不明,称为特发性 VTE。这些患者可能存在某些潜在的异常病变(如恶性肿瘤)促进血栓的形成,应注意仔细筛查。

二、病理生理

PTE 发生后,一方面通过栓子的机械阻塞作用直接影响肺循环、体循环血流动力学状态和呼吸功能;另一方面,通过心脏和肺的反射效应及神经体液因素

(包括栓塞后的炎症反应)等导致多种功能和代谢变化。以上机制的综合和相互作用加上栓子的大小和数量、多个栓子的递次栓塞间隔时间、是否同时存在其他心肺疾病等对PTE的发病过程和病情的严重程度均有重要影响。

(一)急性PTE后肺循环血流动力学变化

1.肺动脉高压

肺动脉的机械堵塞和神经-体液因素引起的肺血管痉挛是栓塞后形成肺动脉高压的基础。当肺血管床被堵塞20％～30％时,开始出现一定程度的肺动脉高压;随着肺血管床堵塞程度的加重,肺动脉压力会相应增加,当肺血管床堵塞达75％以上时,由于严重的肺动脉高压,可出现右心室衰竭,甚至休克、猝死。同时,PTE时受损的肺血管内皮细胞、血栓中活化的血小板及中性粒细胞等可以释放血栓素 A_2（TXA_2）、5-羟色胺、内皮素、血管紧张素Ⅱ等血管活性物质,这些物质可引起肺血管痉挛,加重肺动脉高压。

2.右心功能障碍

随着肺动脉高压的进展,右心室后负荷增加,导致右心室每搏做功增加,收缩末期压力升高。在栓塞早期,由于心肌收缩力和心率的代偿作用,并不导致心室舒张末期压力升高,不出现右心室扩张,维持血流动力学相对稳定。随着右心室后负荷的进一步增加,心率和心肌收缩力的代偿作用不足以维持有效的心排血量时,心室舒张末期压力开始显著升高,心排血量明显下降,右心室压升高,心房扩大,导致左心回心血量减少,体循环淤血,出现急性肺源性心脏病。

3.左心功能障碍

肺动脉堵塞后,经肺静脉回流至左心房的血液减少,左心室舒张末期充盈压下降,体循环压力趋于下降,通过兴奋交感神经使心率和心肌收缩力增加,以维持心排血量的相对稳定。当通过心率和心肌收缩力的改变不能代偿回心血量的继续下降时,心排血量明显减少,造成血压下降,内脏血管收缩,外周循环阻力增加,严重时出现休克症状。

上述病理生理改变的严重程度和发展速度受到以下因素影响:肺血管阻力升高的幅度、速度和患者基础心肺功能状态。如果肺血管阻力突然升高,且幅度越大时,右心功能损害就越严重,病情发展就越快;如果肺血管阻力极度升高,心脏射血功能接近丧失,会出现电机械分离现象,即心脏可以产生接近正常的电活动,但是心肌细胞的运动状态接近等长收缩,心室内压力虽可随心动周期而变化,却不能产生有效的肺循环血流,甚至可发生猝死。

(二)急性 PTE 后呼吸功能的变化

栓塞部位肺血流减少或阻断,肺泡无效腔量增大;肺梗死、肺水肿、肺出血、肺萎陷和肺不张等因素均可导致通气/血流(V/Q)比例失调;支气管痉挛及过度通气等因素综合存在可产生气体交换障碍,从而发生低氧血症和代偿性过度通气(低碳酸血症)。

(三)急性 PTE 的临床分型

按照 PTE 后病理生理变化,可以将 PTE 分为急性大面积 PTE 和急性非大面积 PTE。

急性大面积 PTE:临床上以休克和低血压为主要表现,即体循环动脉收缩压<12.0 kPa(90 mmHg),或较基础值下降幅度不低于 5.3 kPa(40 mmHg),持续15 分钟以上。须除外新发生的心律失常、低血容量或感染中毒症所致血压下降。

急性非大面积 PTE:不符合以上大面积 PTE 标准的 PTE。此型患者中,一部分人的超声心动图表现有右心功能障碍或临床上出现右心功能不全表现,归为次大面积 PTE 亚型。

三、临床表现

PTE 的临床症状多不典型,表现谱广,从完全无症状到猝死,因而极易造成漏诊与误诊。国家"十五"科技攻关课题——肺栓塞规范化诊治方法的研究中,对 516 例 PTE 患者的临床表现进行了分析,其各种临床症状及发生率见表 5-4。

表 5-4　中国人 516 例急性 PET 患者的临床表现

症状	发生率(%)
呼吸困难	88.6
胸痛	59.9
心绞痛样胸痛	30.0
胸膜炎性胸痛	45.2
咳嗽	56.2
咯血	26.0
心悸	32.9
发热	24.0
晕厥	13.0
惊恐、濒死感	15.3

PTE 的体征也无特异性,最常见的体征是呼吸急促,占 51.7%,可部分反映患者病情的严重程度;心动过速的发生率为 28.1%,主要是缺氧、肺循环阻力增高和右心功能不全等因素引起交感神经兴奋所致;由于严重的低氧血症和体循环淤血可出现周围型发绀。

呼吸系统的体征较少出现,25.4% 的患者存在细湿啰音,可能与炎症渗出或肺泡表面活性物质减少导致肺泡内液体量增加有关。另有 8.5% 的患者存在哮鸣音,程度一般较轻,有的局限于受累部位,也有的波及全肺。如合并胸腔积液,可出现胸膜炎的相应体征,如局部叩诊实音、胸膜摩擦感和摩擦音等。

41.9% 的患者在肺动脉瓣听诊区可闻及第二心音亢进。当存在右心室扩大时,可使三尖瓣瓣环扩张,造成三尖瓣相对关闭不全,出现收缩期反流。在胸骨左缘第四肋间可闻及三尖瓣收缩期反流性杂音,吸气时增强,发生率 7.8%。另有 20.2% 的患者可出现颈静脉充盈或怒张,为右心压力增高在体表的反映。如果患者病情危重,出现急性右心力衰竭时,可出现肝大、肝颈反流征阳性、下肢水肿等表现。

四、诊断

(一)诊断策略

中华医学会呼吸病学分会在《肺血栓栓塞症的诊断与治疗指南(草案)》中提出的诊断步骤分为临床疑似诊断、确定诊断和危险因素的诊断 3 个步骤。

1.临床疑似诊断(疑诊)

对存在危险因素的病例,如果出现不明原因的呼吸困难、胸痛、晕厥和休克,或伴有单侧或双侧不对称性下肢肿胀、疼痛等对诊断具有重要的提示意义。心电图、胸部 X 线、动脉血气分析等基本检查,有助于初步诊断,结合 D-二聚体检测(ELISA 法),可以建立疑似病例诊断。超声检查对于提示 PTE 诊断和排除其他疾病具有重要价值,若同时发现下肢深静脉血栓的证据则更增加诊断的可能性。

2.PTE 的确定诊断(确诊)

对于临床疑诊的患者应尽快合理安排进一步检查以明确 PTE 诊断。如果没有影像学的客观证据,就不能诊断 PTE。PTE 的确定诊断主要依靠核素肺通气/灌注扫描、CTPA、MRPA 和肺动脉造影等临床影像学技术。如心脏超声发现右心或肺动脉内存在血栓征象,也可确定 PTE 的诊断。

3.PTE 成因和易患因素的诊断(求因)

对于临床疑诊和已经确诊 PTE 的患者,应注意寻找 PTE 的成因和易患因素,并据以采取相应的治疗和预防措施。

(二)辅助检查及 PTE 时的变化

1.动脉血气分析

常表现为低氧血症,低碳酸血症,肺泡-动脉血氧分压差[$P_{(A-a)}O_2$]增大,部分患者的血气结果可以正常。

2.心电图检查

心电图的改变取决于 PTE 栓子的大小、堵塞后血流动力学变化及患者的基础心肺储备状况。当栓塞面积较小时,心电图表现可以正常或仅有窦性心动过速。而当出现急性右心室扩大时,在 I 导联可出现 S 波,Ⅲ导联出现 Q 波,Ⅲ导联的 T 波倒置,即所谓的 $S_I Q_{III} T_{III}$ 征。右心室扩大可以导致右心传导延迟,从而产生完全或不完全右束支传导阻滞。右心房扩大时,可出现肺型 P 波,在 PTE 患者心电图演变过程中,出现肺型 P 波,时间仅为 6 小时。当出现肺动脉及右心压力升高时可出现 $V_1 \sim V_4$ 的 T 波倒置和ST 段异常,电轴右偏及顺钟向转位等。由于肺栓塞心电图的变化有时是非常短暂的,所需及时、动态观察心电图改变。

3.胸部 X 线

可显示肺动脉阻塞征(如区域性肺纹理变细、稀疏或消失),肺野透亮度增加;另可表现为右下肺动脉干增宽或伴截断征,肺动脉段膨隆及右心室扩大等肺动脉高压症及右心扩大征象;部分患者胸部 X 线可见肺野局部片状阴影,尖端指向肺门的楔形阴影,肺不张或膨胀不全等肺组织继发改变。有肺不张侧可见横膈抬高,有时合并少至中量胸腔积液。胸部 X 线对鉴别其他胸部疾病有重要帮助。

4.超声心动图检查

在提示诊断和除外其他心血管疾病方面有重要价值。对于严重的 PTE 病例,可以发现右室壁局部运动幅度降低;右心室和(或)右心房扩大;室间隔左移和运动异常;近端肺动脉扩张;三尖瓣反流速度增快;下腔静脉扩张,吸气时不萎陷。若在右心房或右心室发现血栓,同时患者临床表现符合 PTE,可以做出诊断。超声检查偶可因发现肺动脉近端的血栓而直接确定诊断。

5.血浆 D-二聚体(D-dimer)检查

酶联免疫吸附法(ELISA)是较为可靠的检测方法。急性 PTE 时血浆 D-二聚体升高,但 D-二聚体升高对 PTE 并无确诊的价值,因为在外伤、肿瘤、炎症、手术、心肌梗死、穿刺损伤甚至心理应激时血浆 D-二聚体均可增高。

(三)确诊检查方法及影像学特点

1.核素肺灌注扫描

PTE 典型征象呈肺段或肺叶分布的肺灌注缺损。当肺核素显像正常时,可以可靠地排除 PTE。根据肺栓塞前瞻性诊断学研究(prospective investigation of pulmonary embolism diagnosis,PIOPED),将肺灌注显像的结果分为四类,正常或接近正常、低度可能性、中间可能性和高度可能性。高度可能时约 90% 患者有 PTE,对 PTE 诊断的特异性为 96%;低度和中间可能性诊断不能确诊 PTE,需做进一步检查;正常或接近正常时,如果临床征象不支持 PTE,则可以除外 PTE 诊断。

2.CT 肺动脉造影(CTPA)

PIOPED Ⅱ 的结果显示,CTPA 对 PTE 诊断的敏感性为 83%,特异性为 96%,如果联合 CT 静脉造影(CTV)检查,则对 PTE 诊断的敏感性可提高到 90%。由于 CTPA 是无创性检查方法,且可以安排急诊检查,已在临床上广泛应用。PTE 的 CT 直接征象是各种形态的充盈缺损,间接征象包括病变部位肺组织有"马赛克"征、肺出血、肺梗死继发的肺炎改变等。

3.磁共振肺动脉造影(MRPA)

在大血管的 PTE,MRPA 可以显示栓塞血管的近端扩张,血栓栓子表现为异常信号,但对外周的 PTE 诊断价值有限。由于扫描速度较慢,故限制其临床应用。

4.肺动脉造影

敏感性和特异性达 95%,是诊断 PTE 的"金标准"。表现为栓塞血管腔内充盈缺损或完全阻塞,外周血管截断或枯枝现象。肺动脉造影为有创性检查,可并发血管损伤、出血、心律失常、咯血、心力衰竭等。致命性或严重并发症的发生率分别为 0.1% 和 1.5%,应严格掌握其适应证。

(四)鉴别诊断

1.肺炎

有部分 PTE 患者表现为咳嗽、咳少量白痰、低中度发热,同时有活动后气短,伴或不伴胸痛症状,化验血周围白细胞增多,胸部 X 线有肺部浸润阴影,往往被误诊为上呼吸道感染或肺炎,但经抗感染治疗效果不好,症状迁延甚至加重。肺炎多有明显的受寒病史,急性起病,表现为寒战高热,之后发生胸痛、咳嗽、咳痰、痰量较多,可伴口唇疱疹;查体肺部呼吸音减弱,有湿性啰音及肺实变体征,痰涂片及培养可发现致病菌及抗感染治疗有效有别于 PTE。

2.心绞痛

急性 PTE 患者的主要症状为活动性呼吸困难,心电图可出现Ⅱ、Ⅲ、aVF 导联 ST 段及 T 波改变,甚至广泛性 T 波倒置或胸前导联呈"冠状 T",同时存在胸痛、气短,疼痛可以向肩背部放射,容易被误诊为冠心病、心绞痛。需要注意询问患者有无高血压、冠心病病史,并注意检查有无下肢静脉血栓的征象。

3.支气管哮喘

急性 PTE 发作时可表现为呼吸困难、发绀、两肺可闻及哮鸣音。支气管哮喘多有过敏史或慢性哮喘发作史,用支气管扩张药或糖皮质激素症状可缓解,病史和对治疗的反应有助于与 PTE 鉴别。

4.血管神经性晕厥

部分 PTE 患者以晕厥为首发症状,容易被误诊为血管神经性晕厥或其他原因所致晕厥而延误治疗,最常见的要与迷走反射性晕厥及心源性晕厥(如严重心律失常、肥厚型心肌病)相鉴别。

5.胸膜炎

PTE 患者尤其是周围型 PTE,病变可累及胸膜而产生胸腔积液,易被误诊为其他原因性胸膜炎,如结核性、感染性及肿瘤性胸膜炎。PTE 患者胸腔积液多为少量、1～2 周内自然吸收,常同时存在下肢深静脉血栓形成,呼吸困难,胸部 X 线有吸收较快的肺部浸润阴影,超声心动图呈一过性右心负荷增重表现,同时血气分析呈低氧血症、低碳酸血症等均可与其他原因性胸膜炎鉴别。

五、治疗

(一)一般治疗

胸痛严重者可以适当使用镇痛药物,但如果存在循环障碍,应避免应用具有血管扩张作用的阿片类制剂,如吗啡等;对于有焦虑和惊恐症状者应予安慰并可以适当使用镇静药;为预防肺内感染和治疗静脉炎可使用抗生素。存在发热、咳嗽等症状时可给予相应的对症治疗。

(二)呼吸循环支持治疗

1.呼吸支持治疗

对有低氧血症患者,可经鼻导管或面罩吸氧。吸氧后多数患者的血氧分压可以达到10.7 kPa(80 mmHg)以上,因而很少需要进行机械通气。当合并严重呼吸衰竭时可使用经鼻(面)罩无创性机械通气或经气管插管机械通气。但注意应避免气管切开,以免在抗凝或溶栓过程中发生局部不易控制的大出血。

2.循环支持治疗

针对急性循环衰竭的治疗方法主要有扩容、应用正性肌力药物和血管活性药物。急性 PTE 时应用正性肌力药物可以使心排血量增加或体循环血压升高,同时也可增加右心室做功。临床上可以使用多巴胺、多巴酚丁胺和去甲肾上腺素治疗,三者通过不同的作用机制,可以达到升高血压、提高心排血量等作用。

(三)抗凝治疗

抗凝治疗能预防再次形成新的血栓,并通过内源性纤维蛋白溶解作用使已经存在的血栓缩小甚至溶解,但不能直接溶解已经存在的血栓。

抗凝治疗的适应证是不伴血流动力学障碍的急性 PTE 和非近端肢体DVT;进行溶栓治疗的 PTE,溶栓治疗后仍需序贯抗凝治疗以巩固加强溶栓效果避免栓塞复发;对于临床高度疑诊 PTE 者,如无抗凝治疗禁忌证,均应立即开始抗凝治疗,同时进行 PTE 确诊检查。

抗凝治疗的主要禁忌证:活动性出血(肺梗死引起的咯血不在此范畴)、凝血机制障碍、严重的未控制的高血压、严重肝肾功能不全、近期手术史、妊娠头 3 个月及产前 6 周、亚急性细菌性心内膜炎、心包渗出、动脉瘤等。当确诊有急性PTE 时,上述情况大多属于相对禁忌证。

目前抗凝治疗的药物主要有普通肝素、低分子肝素和华法林。

1.普通肝素

用药原则应快速、足量和个体化。推荐采用持续静脉泵入法,首剂负荷量80 U/kg(或2 000~5 000 U静脉推注),继之以 18 U/(kg·h)速度泵入,然后根据 APTT 调整肝素剂量(表 5-5)。也可使用皮下注射的方法,一般先予静脉注射负荷量 2 000~5 000 U,然后按250 U/kg剂量每 12 小时 皮下注射1 次。调节注射剂量使注射后 6~8 小时的活化部分凝血活酶时间(APTT)达到治疗水平。

肝素抗凝治疗在 APTT 达到正常对照值的 1.5 倍时称为肝素的起效阈值。达到正常对照值1.5~2.5 倍时是肝素抗凝治疗的适当范围,若以减少出血危险为目的,将 APTT 维持在正常对照值 1.5 倍的低限治疗范围,将使复发性 VET 的危险性增加。因此,调整肝素剂量应尽量在正常对照值的 2.0 倍而不是1.5 倍,特别是在治疗的初期尤应注意。

表 5-5　根据 APTT 监测结果调整静脉肝素用量的方法

APTT	初始剂量及调整剂量	下次 APTT 测定的间隔时间(h)
治疗前测基础 APTT	初始剂量:80 U/kg 静脉推注,然后按 18 U/(kg·h)静脉滴注	4～6
低于 35 秒(＞1.2 倍正常值)	予 80 U/kg 静脉推注,然后增加静脉滴注剂量 4 U/(kg·h)	6
35～45 秒(1.2～1.5 倍正常值)	予 40 U/kg 静脉推注,然后增加静脉滴注剂量 4 U/(kg·h)	6
46～70 秒(1.5～2.3 倍正常值)	无须调整剂量	6
71～90 秒(2.3～3.0 倍正常值)	减少静脉滴注剂量 2 U/(kg·h)	6
超过 90 秒(＞3 倍正常值)	停药 1 小时,然后减少剂量 3 U/(kg·h)后恢复静脉滴注	6

溶栓治疗后,当 APTT 降至正常对照值的 2 倍时开始应用肝素抗凝,不需使用负荷剂量肝素。

肝素诱导血小板减少症(heparin-induced thrombocytopenia,HIT),在使用肝素的第 3～5 天必须复查血小板计数。若较长时间使用肝素,尚应在第 7～10 天和第 14 天复查。HIT 很少于肝素治疗的 2 周后出现。若出现血小板迅速或持续降低达 30% 以上。或血小板计数 $<100×10^9/L$,应停用肝素。一般在停用肝素后 10 天内血小板开始逐渐恢复。

2.低分子肝素(LMWH)

LMWH 应根据体重给药,每天 1～2 次,皮下注射。对于大多数病例,按体重给药是有效的,不需监测 APTT 和调整剂量,但对过度肥胖者或孕妇宜监测血浆抗 X a 因子活性并据以调整剂量。

3.华法林

在肝素治疗的第 1 天应口服维生素 K 拮抗药华法林作为抗凝维持阶段的治疗。因华法林对已活化的凝血因子无效、起效慢,因此不适用于静脉血栓形成的急性期。初始剂量为 3.0～5.0 mg/d。由于华法林需要数天才能发挥全部作用,因此与肝素需至少重叠应用 4～5 天,当连续两天测定的国际标准化比率(INR)达到 2.5(2.0～3.0)时,即可停止使用肝素/低分子肝素,单独口服华法林治疗。

应根据 INR 或 PT 调节华法林的剂量。在达到治疗水平前,应每天测定 INR,其后 2 周每周监测 2~3 次,以后根据 INR 的稳定情况每周监测 1 次或更少。若行长期治疗,约每 4 周测定 INR 并调整华法林剂量 1 次。

口服抗凝药的疗程应根据 PTE 的危险因素决定:低危人群指危险因素属一过性的(如手术创伤),在危险因素去除后继续抗凝 3 个月;中危人群指存在手术以外的危险因素或初次发病找不到明确的危险因素者,至少治疗 6 个月;高危人群指反复发生静脉血栓形成者或持续存在危险因素的患者,包括恶性肿瘤、易栓症、抗磷脂抗体综合征、慢性血栓栓塞性肺动脉高压者,应该长期甚至终身抗凝治疗,对放置下腔静脉滤器者终身抗凝。

(四)溶栓治疗

溶栓治疗主要适用于大面积 PTE 病例。对于次大面积 PTE,若无禁忌证可以进行溶栓。

溶栓治疗的绝对禁忌证包括活动性内出血和近 2 个月内自发性颅内出血、颅内或脊柱创伤、手术。

相对禁忌证:10~14 天内的大手术、分娩、器官活检或不能压迫部位的血管穿刺;2 个月之内的缺血性卒中;10 天内的胃肠道出血;15 天内的严重创伤;1 个月内的神经外科或眼科手术;难以控制的重度高血压[收缩压 >24.0 kPa(180 mmHg),舒张压 >14.7 kPa(110 mmHg)];近期曾进行心肺复苏;血小板计数 $<100 \times 10^9$/L;妊娠;细菌性心内膜炎;严重的肝肾功能不全;糖尿病出血性视网膜病变;出血性疾病等。

对于大面积 PTE,因其对生命的威胁极大,上述绝对禁忌证也应视为相对禁忌证。

溶栓治疗的时间窗为 14 天以内。临床研究表明,症状发生 14 天之内溶栓,其治疗效果好于 14 天以上者,而且溶栓开始时间越早治疗效果越好。

目前临床上用于 PTE 溶栓治疗的药物主要有链激酶(SK)、尿激酶(UK)和重组组织型纤溶酶原激活剂(rt-PA)。

目前推荐短疗程治疗,我国的 PTE 溶栓方案如下。

(1)UK:负荷量 4 400 U/kg 静脉注射 10 分钟,继之以 2 200 U/(kg·h)持续静脉滴注 12 小时。另可考虑 2 小时溶栓方案,即 20 000 U/kg 持续静脉滴注 2 小时。

(2)SK:负荷量 250 000 U 静脉注射 30 分钟,继之以 1 000 000 U/h 持续静脉滴注 24 小时。SK 具有抗原性,故用药前需肌内注射苯海拉明或地塞米松,以防止发生变态反应。也可使用 1 500 000 U 静脉滴注 2 小时。

（3）rt-PA：50 mg 持续静脉滴注 2 小时。

出血是溶栓治疗的主要并发症，可以发生在溶栓治疗过程中，也可以发生在溶栓治疗结束之后。因此，治疗期间要严密观察患者神志改变、生命体征变化及脉搏血氧饱和度变化等，注意检查全身各部位包括皮下、消化道、牙龈、鼻腔等是否有出血征象，尤其需要注意曾经进行深部血管穿刺的部位是否有血肿形成。注意复查血常规、血小板计数，出现不明原因血红蛋白、红细胞下降时，要注意是否有出血并发症。溶栓药物治疗结束后每 2～4 小时测 1 次 APTT，待其将至正常值的 2 倍以下时，开始使用肝素或低分子肝素抗凝治疗。

（五）介入治疗

介入治疗主要包括经导管吸栓碎栓术和下腔静脉滤器置入术。导管吸栓碎栓术的适应证为肺动脉主干或主要分支大面积 PTE 并存在以下情况者：溶栓和抗凝治疗禁忌证；经溶栓或积极的内科治疗无效。

为防止下肢深静脉大块血栓再次脱落阻塞肺动脉，可于下腔静脉安装滤器。适用于下肢近端静脉血栓，而抗凝治疗禁忌或有出血并发症；经充分抗凝而仍反复发生 PTE；伴血流动力学变化的大面积 PTE；近端大块血栓溶栓治疗前；伴有肺动脉高压的慢性反复性 PTE；行肺动脉血栓切除术或肺动脉血栓内膜剥脱术的病例。

（六）手术治疗

适用于经积极的非手术治疗无效的紧急情况。适应证包括大面积 PTE，肺动脉主干或主要分支次全堵塞，不合并固定性肺动脉高压者（尽可能通过血管造影确诊）；有溶栓禁忌证者；经溶栓和其他积极的内科治疗无效者。

六、预防

主要的预防措施包括机械性预防和药物预防。机械性预防方法包括逐步加压弹力袜和间歇充气压缩泵，药物预防可以使用低分子肝素、低剂量的普通肝素等。机械性预防方法主要用于有高出血风险的患者，也可用于与药物预防共同使用加强预防效果。不推荐单独使用阿司匹林作为静脉血栓的预防方法。

第三节 肺 水 肿

肺内正常的解剖和生理机制保持肺间质水分恒定和肺泡处于理想的湿润状态,以利于完成肺的各种功能。如果某些原因引起肺血管外液体量过度增多甚至渗入肺泡,引起生理功能紊乱,则称之为肺水肿。临床表现主要为呼吸困难、发绀、咳嗽、咳白色或血性泡沫痰,两肺散在湿啰音,影像学呈现为以肺门为中心的蝶状或片状模糊阴影。理解肺液体和溶质转运的基本原理是合理有效治疗肺水肿的基础。

一、肺内液体交换的形态学基础

肺泡表面为上皮细胞,肺泡表面约有 90% 被扁平Ⅰ型肺泡细胞覆盖,其余为Ⅱ型肺泡细胞(图 5-1)。细胞间连接紧密,正常情况下液体不能透过。Ⅱ型肺泡细胞含有丰富的磷脂类物质,主要成分是二软脂酰卵磷脂,其分泌物进入肺泡,在肺泡表面形成一薄层减低肺泡表面张力的肺泡表面活性物质,维持肺泡开放,并有防止肺泡周围间质液向肺泡腔渗漏的功能。Ⅱ型肺泡细胞除了分泌表面活性物质外,还参与钠运输。钠先通过肺泡腔侧的阿米洛利敏感性钠通道进入细胞内,再由位于基膜侧的 Na^+-K^+-ATP 酶将钠泵入肺间质。肺毛细血管内衬着薄而扁平的内皮细胞,内皮细胞间的连接较为疏松,允许少量液体和某些蛋白质颗粒通过。近来的研究还发现,支气管肺泡上皮还表达 4 种特异性水转运蛋白或称为水通道蛋白(aquaporin,AQP)1、3、4、5,可加速水的转运,参与肺泡液体的交换。

电镜观察可见肺泡的上皮与血管的基膜之间不是完全融合,与毛细血管相关的肺泡壁存在一侧较薄和一侧较厚的边(图 5-2)。薄侧上皮与内皮的基膜相融合,即由肺泡上皮、基膜和毛细血管内皮三层所组成,有利于血与肺泡的气体交换。厚侧由肺毛细血管内皮层、基膜、胶原纤维和弹力纤维交织网、肺泡上皮、极薄的液体层和表面活性物质层组成。上皮与内皮基膜之间被间隙(肺间质)分离,该间隙与支气管血管束周围间隙、小叶间隔和脏层胸膜下的间隙相连通,以利液体交换。进入肺间质的液体主要通过淋巴系统回收。在厚侧肺泡隔中,电镜下可看到神经和点状胶原物质组成的感受器。当间质水分增加,胶原纤维肿胀刺激"J"感受器,传至中枢,反射性使呼吸加深加快,引起胸腔负压增加,淋巴管液体引流量增多。

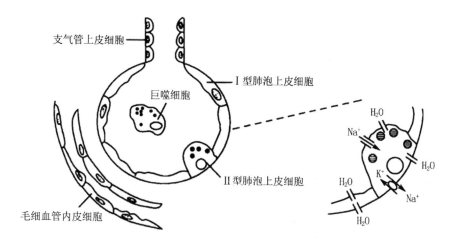

图 5-1　肺泡液体交换形态学基础

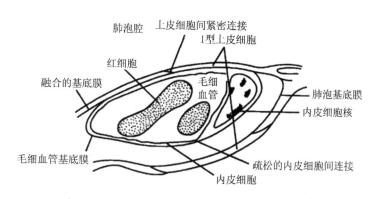

图 5-2　肺泡毛细血管结构

二、发病机制

无肺泡液体清除时,控制水分通过生物半透膜的各种因素可用 Starling 公式概括,若同时考虑到滤过面积和回收液体至血管内的机制,可改写为下面公式:

$$EVLW = \{(SA \times Lp)[(P_{mv} - P_{pmv}) - \sigma(\pi_{mv} - \pi_{pmv})]\} - Flymph$$

式中:EVLW 为肺血管外液体含量;SA 为滤过面积;Lp 为水流体静力传导率;P_{mv} 和 P_{pmv} 分别为微血管内和微血管周围静水压;σ 为蛋白反射系数;π_{mv} 和 π_{pmv}。分别为微血管内和微血管周围胶体渗透压;Flymph 为淋巴流量,概括了所有将液体回收到血管内的机制。

这里之所以使用微血管而不是毛细血管这一术语,是因为液体滤出还可发生在小动脉和小静脉处。此外,$SA \times Lp = K_f$,是水过系数。虽然很难测定 SA 和 Lp,但其中强调了 SA 对肺内液体全面平衡的重要性。反射系数表示血管对蛋白的通透性。如果半透膜完全阻止可产生渗透压的蛋白通过,σ 值为 1.0,相反,如其对蛋白的滤过没有阻力,σ 值为 0。因此,σ 值可反映血管通透性变化影响渗透压梯度,进而涉及肺血管内外液体流动的作用。肺血管内皮的 σ 值为 0.9,肺泡上皮的 σ 值为 1.0。因此,在某种程度上内皮较肺泡上皮容易滤出液体,导致肺间质水肿发生在肺泡水肿前。

从公式可看出,如果 SA、Lp、P_{mv} 和 π_{pmv} 部分或全部增加,其他因素不变,EVLW 即增多。P_{pmv}、σ、π_{mv} 和 Flymph 的减少也产生同样效应。由于重力和肺机械特性的影响,肺内各部位的 P_{mv} 和 P_{pmv} 并不是均匀一致的。在低于右心房水平的肺区域中,虽然 P_{mv} 和 P_{pmv} 均可升高,但前者的升高程度大于后者,这有助于解释为什么肺水肿易首先发生在重力影响最明显的部位。

正常时,尽管肺微血管和间质静水压力受姿势、重力、肺容量乃至循环液体量变化的影响,但肺间质和肺泡均能保持理想的湿润状态。这是由于淋巴系统、肺间质蛋白和顺应性的特征有助于对抗液体潴留并连续不断地清除肺内多余的水分。肺血管静水压力和通透性增加时,淋巴流量可增加 10 倍以上对抗肺水肿的产生。起次要作用的是肺间质内蛋白的稀释效应,它由微血管内静水压力升高后致使液体滤过增多引起,效应是降低 πpmv,反过来减少净滤过量,但对血管通透性增加引起的肺水肿不起作用。预防肺水肿的另一因素是顺应性变化效应。肺间质中紧密连接的凝胶结构不易变形,顺应性差,肺间质轻度积液后压力即迅速升高,阻止进一步滤过。但同时由于间质腔扩张范围小,当移除肺间质内水分的速度赶不上微血管滤出的速度时,易发生肺泡水肿。

近来的研究又发现,肺水肿的形成还受肺泡上皮液体清除功能的影响。肺泡 Ⅱ 型细胞在儿茶酚胺依赖性和非依赖性机制的调节下,可主动清除肺泡内的水分,改善肺水肿。据此,可以推论,肺水肿的发病机制除了 Starling 公式中概括的因素外,还受肺泡上皮主动液体转运功能的左右。只有液体漏出的作用强于回收的作用,并超过了肺泡液体的主动转运能力后才发生肺水肿。而且,肺泡液体转运功能完整也有利于肺水肿的消散。

三、分类

为便于指导临床诊断和治疗,可将肺水肿分为微血管压升高性(高压性肺水肿)、微血管压正常性(常压性肺水肿)和高微血管压合并高肺毛细血管膜通透性肺水肿(混合性肺水肿)3类(表5-6)。

表5-6 肺水肿分类

I	高压性肺水肿
	心源性:左心衰、二尖瓣病、左房黏液瘤
	肺静脉受累:原发性静脉闭塞性疾病、纵隔纤维化或肉芽肿病变
	神经源性:颅脑外伤、颅内压升高、癫痫发作后
II	常压性肺水肿
	吸入有毒烟雾和可溶性气溶胶:二氧化氮、二氧化硫、一氧化碳、高浓度氧、臭氧、烟雾烧伤、氨气、氯气、光气、有机磷酸酯
	吸入有毒液体:液体性胃内容物、淹溺、高张性造影剂、乙醇
	高原肺水肿
	新生儿暂时性呼吸急促
	胸穿后肺复张胜肺水肿
	血浆胶体渗透压减少
	淋巴回流障碍
	其他:外伤性脂肪栓塞、肺挫伤急性放射性反应、循环毒素(四氧嘧啶、蛇毒)、循环的血管活性物质(组胺、激肽、前列腺素、5-羟色胺)
III	混合性肺水肿
	吸毒或注射毒品过量
	急性呼吸窘迫综合征(ARDS)

四、病理和病理生理

肺表面苍白,含水量增多,切面有大量液体渗出。显微镜下观察,可将其分为间质期、肺泡壁期和肺泡期。

间质期是肺水肿的最早表现,液体局限在肺泡外血管和传导气道周围的疏松结缔组织中,支气管、血管周围腔隙和叶间隔增宽,淋巴管扩张。液体进一步潴留时,进入肺泡壁期。液体蓄积在厚的肺泡毛细血管膜一侧,肺泡壁进行性增厚。发展到肺泡期时,充满液体的肺泡壁会丧失其环形结构,出现褶皱。无论是微血管内压力增高还是通透性增加引起的肺水肿,肺泡腔内液体中蛋白与肺间质内相同时,提示表面活性物质破坏,而且上皮丧失了滤网能力。

肺水肿可影响肺顺应性、弥散功能、通气/血流比值和呼吸类型。其程度与病理改变有关,间质期最轻,肺泡期最重。肺含水量增加和肺表面活性物质破坏,可降低肺顺应性,增加呼吸功。间质和肺泡壁液体潴留可加宽弥散距离。肺泡内部分或全部充满液体可引起弥散面积减少和通气/血流比值降低,产生肺泡动脉血氧分压差增加和低氧血症。区域性肺顺应性差异易使吸入气体进入顺应性好的肺泡,加重通气/血流比值失调。同时由于肺间质积液刺激 J 感受器,呼吸浅速,进一步增加每分钟无效腔通气量,减少呼吸效率、增加呼吸功耗。当呼吸肌疲劳不能代偿性增加通气和保证肺泡通气量后,即出现二氧化碳潴留和呼吸性酸中毒。

此外,肺水肿间质期即可表现出对血流动力学的影响。间质静水压升高可压迫附近微血管,增加肺循环阻力,升高肺动脉压力。低氧和酸中毒还可直接收缩肺血管,进一步恶化血流动力学,加重右心负荷,引起心功能不全。

五、临床表现

高压性肺水肿体检时可发现心脏病体征。临床表现依病程而变化。在肺水肿间质期,患者可主诉咳嗽、胸闷、呼吸困难,但因为增加的水肿液体大多局限在间质腔内,只表现轻度呼吸浅速,听不到啰音。因弥散功能受影响或通气/血流比值失调而出现动脉血氧分压降低。待肺水肿液体渗入到肺泡后,患者可主诉咳白色或血性泡沫痰,出现严重的呼吸困难和端坐呼吸,体检时可听到两肺满布湿啰音。血气分析指示低氧血症加重,甚至出现二氧化碳潴留和混合性酸中毒。

常压性和混合性肺水肿的临床表现可因病因而异,而且同一病因引起肺水肿的临床表现也可依不同的患者而变化。吸入有毒气体后患者可表现为咳嗽、胸闷、气急,听诊可发现肺内干啰音或哮鸣音。吸入胃内容物后主要表现为气短、咳嗽。通常为干咳,如果经抢救患者得以存活,度过急性肺水肿期,可咳出脓性黏痰,痰培养可鉴定出不同种类的需氧菌和厌氧菌。淹溺后,由于肺泡内的水分吸收需要一定时间,可表现咳嗽、肺内湿啰音,血气分析提示严重的持续性低氧血症,部分病例表现为代谢性酸中毒,呼吸性酸中毒少见。高原肺水肿的症状发生在到达高原的 12 小时至 3 天内,主要为咳嗽、呼吸困难、乏力和咯血,常合并胸骨后不适。体检可发现发绀和心动过速,吸氧或回到海平面后迅速改善。对于吸毒或注射毒品患者来讲,最严重的并发症之一即是肺水肿。过量应用海洛因后,肺水肿的发生率为 48%～75%,也有报道应用美沙酮、右丙氧芬、氯氮䓬和乙氯维诺可诱发肺水肿。患者送到医院时通常已昏迷,鼻腔和口腔喷出粉红色泡沫状水肿液,发生严重的低氧血症、高碳酸血症、呼吸性合并代谢性酸中毒、ARDS(见急性呼吸窘迫综合征)。

六、影像学改变

典型间质期肺水肿的 X 线表现主要为肺血管纹理模糊、增多,肺门阴影不清,肺透光度降低,肺小叶间隔增宽。两下肺肋膈角区可见 Kerley B 线,偶见 Kerley A 线。肺泡水肿主要为腺泡状致密阴影,弥漫分布或局限于一侧或一叶的不规则相互融合的模糊阴影,或呈肺门向外扩展逐渐变淡的蝴蝶状阴影。有时可伴少量胸腔积液。但肺含量增加 30% 以上才可出现上述表现。CT 和磁共振成像术可定量甚至区分肺充血和肺间质水肿,尤其是体位变化前后的对比检查更有意义。

七、诊断和鉴别诊断

根据病史、症状、体检和 X 线表现常可对肺水肿做出明确诊断,但需要肺含水量增多超过 30% 时才可出现明显的 X 线变化,必要时可应用 CT 和磁共振成像术帮助早期诊断和鉴别诊断。热传导稀释法和血浆胶体渗透压-肺毛细血管楔压梯度测定可计算肺血管外含水量及判断有无肺水肿,但均需留置肺动脉导管,为创伤性检查。用 ^{99m}Tc-人血球蛋白微囊或 ^{113}In-运铁蛋白进行肺灌注扫描时,如果通透性增加可聚集在肺间质中,通透性增加性肺水肿尤其明显。此外,高压性肺水肿与常压性肺水肿在处理上有所不同,二者应加以鉴别(表 5-7)。

表 5-7　高压性肺水肿与常压性肺水肿鉴别

项目	高血压肺水肿	常压性肺水肿
病史	有心脏病史	无心脏病史,但有其他基础疾病病史
体征	有心脏病体征	无心脏异常体征
发热和白细胞升高	较少	相对较多
X 线表现	自肺门向周围蝴蝶状浸润,肺上野血管影增深	肺门不大,两肺周围弥漫性小斑片阴影
水肿液性质	蛋白含量低	蛋白含量高
水肿液胶体渗透压/血浆胶体渗透压	<0.6	>0.7
肺毛细血管楔压	出现充血性心力衰竭时 PCWP >2.4 kPa	≤1.6 kPa
肺动脉舒张压-肺毛细血管楔压差	<0.6 kPa	>0.6 kPa
利尿剂治疗效果	心影迅速缩小	心影无变化,且肺部阴影不能在 1～2 天内消散

八、治疗

(一)高压性肺水肿治疗

1.病因治疗

输液速度过快者应立即停止或减慢速度。尿毒症患者可用透析治疗。感染诱发者应立即应用恰当抗生素。毒气吸入者应立即脱离现场,给予解毒剂。麻醉剂过量摄入者应立即洗胃及给予对抗药。

2.氧疗

肺水肿患者通常需要吸入较高浓度氧气才能改善低氧血症,最好用面罩给氧。湿化器内置75%～95%酒精或10%硅酮有助于消除泡沫。

3.吗啡

每剂5～10 mg皮下或静脉注射可减轻焦虑,并通过中枢性交感神经抑制作用降低周围血管阻力,使血液从肺循环转移到体循环,并可舒张呼吸道平滑肌,改善通气。对心源性肺水肿效果最好,但禁用于休克、呼吸抑制和慢性阻塞性肺疾病合并肺水肿者。

4.利尿

静脉注射呋塞米40～100 mg或布美他尼1 mg,可迅速利尿、减少循环血量和升高血浆胶体渗透压,减少微血管滤过液体量。此外静脉注射呋塞米还可扩张静脉,减少静脉回流,在利尿作用发挥前即可产生减轻肺水肿的作用。但不宜用于血容量不足者。

5.血管舒张剂

血管舒张剂是治疗急性高压性肺水肿的有效药物,通过扩张静脉,促进血液向外周再分配,进而降低肺内促进液体滤出的驱动压。此外,还可扩张动脉、降低系统阻力(心脏后负荷),增加心排血量,其效果可在几分钟内出现。对肺水肿有效的血管舒张剂分别是静脉舒张剂、动脉舒张剂和混合性舒张剂。静脉舒张剂代表为硝酸甘油,以10～15 μg/min的速度静脉给药,每3～5分钟增加5～10 μg的剂量直到平均动脉压下降(通常＞2.7 kPa)、肺血管压力达到一定的标准、头痛难以忍受或心绞痛减轻。混合性舒张剂代表为硝普钠,通常以10 μg/min的速度静脉给药,每3～5分钟增加5～10 μg的剂量直到达到理想效果。动脉舒张压不应小于8.0 kPa(60 mmHg),收缩压峰值应该高于12.0 kPa(90 mmHg),多数患者在50～100 μg/min剂量时可以获得理想的效果。

6.强心剂

强心剂主要适用于快速心房纤颤或扑动诱发的肺水肿。2周内未用过洋地黄类药物者,可用毒毛花苷 K 0.25 mg或毛花苷 C 0.4～0.8 mg 溶于葡萄糖内缓慢静脉注射,也可选用氨力农静脉滴注。

7.β_2 受体激动剂

已有研究表明雾化吸入长效、短效 β_2 受体激动剂,如特布他林或沙美特罗可能有助于预防肺水肿或加速肺水肿的吸收和消散,但其疗效还有待于进一步验证。

8.肾上腺糖皮质激素

对肺水肿的治疗价值存在分歧。一些研究表明,它能减轻炎症反应和微血管通透性,促进表面活性物质合成,增强心肌收缩力,降低外周血管阻力和稳定溶酶体膜。可应用于高原肺水肿、中毒性肺水肿和心肌炎合并肺水肿。通常用地塞米松 20～40 mg/d 或氢化可的松 400～800 mg/d静脉注射,连续 2～3 天,但不适合长期应用。

9.减少肺循环血量

患者坐位,双腿下垂或四肢轮流扎缚静脉止血带,每 20 分钟轮番放松一肢体 5 分钟,可减少静脉回心血量。适用于输液超负荷或心源性肺水肿,禁用于休克和贫血患者。

10.机械通气

出现低氧血症和(或)二氧化碳潴留时,可经面罩或人工气道机械通气,辅以 0.3～1.0 kPa(3～10 cmH$_2$O)呼气末正压。可迅速改善气体交换和通气功能。但无法用于低血压和休克患者。

(二)常压性肺水肿和混合性肺水肿治疗

参见本章第四节急性呼吸窘迫综合征。

第四节　急性呼吸窘迫综合征

一、病因

临床上可将急性呼吸窘迫综合征(ARDS)相关危险因素分为九类,见表 5-8。其中部分诱因易持续存在或者很难控制,是引起治疗效果不好,甚至患者死亡的重要原因。严重感染、弥散性血管内凝血、胰腺炎等是难治性急性呼吸窘迫综合征（ARDS）的常见原因。

表 5-8　ARDS 的相关危险因素

感染	碳氢化合物和腐蚀性液体
细菌（多为革兰阴性需氧菌和金黄色葡萄球菌）	创伤（通常伴有休克或多次输血）
真菌和肺孢子菌	软组织撕裂
病毒	烧伤
分枝杆菌	头部创伤
立克次体	肺挫伤
误吸	脂肪栓塞
胃酸	药物和化学品
溺水	鸦片制剂
水杨酸盐	来自易燃物的烟雾
百草枯（除草剂）	气体（NO_2、NH_3、Cl_2、镉、光气、氧气）
三聚乙醛（副醛，催眠药）	代谢性疾病
氯乙基戊烯炔醇（镇静药）	酮症酸中毒
秋水仙碱	尿毒症
三环类抗抑郁药	其他
弥散性血管内凝血	羊水栓塞
血栓性血小板减少性紫癜	妊娠物滞留体内
溶血性尿毒症综合征	子痫
其他血管炎性综合征	蛛网膜或颅内出血
热射病	白细胞凝集反应
胰腺炎	反复输血
吸入	心肺分流

二、发病机制

（一）炎症细胞、炎症介质及其作用

1.中性粒细胞

中性粒细胞是 ARDS 发病过程中重要的效应细胞，其在肺泡内大量募集是发病早期的组织学特征。中性粒细胞可通过许多机制介导肺损伤，包括释放活性氮、活性氧、细胞因子、生长因子等放大炎症反应。此外中性粒细胞还能大量释放蛋白水解酶，尤其是弹性蛋白酶，损伤肺组织。其他升高的蛋白酶包括胶原酶和明胶酶 A、B，同时也可检测到高水平的内源性金属酶抑制剂，说明蛋白酶/抗蛋

白酶平衡在中性粒细胞诱发的蛋白溶解性损伤中具有重要作用。

2.细胞因子

ARDS患者体液中有多种细胞因子的水平升高,并有研究发现细胞因子之间的平衡是炎症反应程度和持续时间的决定因素。患者体内的细胞因子反应相当复杂,包括促炎因子、抗炎因子及促炎因子内源性抑制剂等相互作用。在ARDS患者BALF中,炎症因子如IL-Iβ、TNF-α在肺损伤发生前后均有升高,但相关的内源性抑制剂如IL-Iβ受体拮抗药及可溶性TNF-α受体升高更为显著,提示在ARDS发病早期既有显著的抗炎反应。

虽然一些临床研究提示ARDS患者BALF中细胞群NF-κB的活性升高,但是后者的活化水平似乎与BALF中性粒细胞数量、IL-8水平及病死率等临床指标并无相关性。而另一项对15例败血症患者外周血单核细胞核提取物中NF-κB活性的研究表明,NF-κB的结合活性与APACHE-Ⅱ评分类似,可以作为评价ARDS预后的精确指标。虽然该试验结果提示总NF-κB活性水平可能是决定ARDS预后的指标,但仍需要大量的研究证实。

3.氧化/抗氧化平衡

ARDS患者肺部的氧气和抗氧化反应严重失衡。正常情况下,活性氧、活性氮被复杂的抗氧化系统拮抗,如抗氧化酶(超氧化物歧化酶、过氧化氢酶)、低分子清除剂(维生素E、维生素C和谷酰胺),清除或修复氧化损伤的分子(多种DNA的蛋白质分子)。研究发现ARDS患者体内氧化剂增加和抗氧化剂降低几乎同时发生。

内源性抗氧化剂水平改变会影响ARDS的患病风险,如慢性饮酒者在遭受刺激事件如严重创伤、胃内容物误吸后易诱发ARDS。但易患ARDS风险增加的内在机制尚不明确。近来有研究报道慢性饮酒者BALF中谷胱甘肽水平约比健康正常人低7倍而氧化谷酰胺比例增高,提示体内抗氧化剂如谷胱甘肽水平发生改变的个体可能在特定临床条件下更易发生ARDS。

4.凝血机制

ARDS患者凝血因子异常导致凝血与抗凝失衡,最终造成肺泡内纤维蛋白沉积。ARDS的高危人群及ARDS患者BALF中凝血活性增强,组织因子(外源性凝血途径中血栓形成的启动因子)水平显著升高。ARDS发生3天后凝血活性达到高峰,之后开始下降,同时伴随抗凝活性下降。ARDS患者BALF中促进纤维蛋白溶解的纤溶酶原抑制剂-1水平降低。败血症患者中内源性抗凝剂如抗凝血酶Ⅲ和蛋白C含量降低,其低水平与较差的预后相关。

恢复凝血/抗凝平衡可能对 ARDS 有一定的治疗作用。给予严重败血症患者活化蛋白 C,其病死率从 30.8% 下降至 24.7%,其主要不良反应是出血。活化蛋白 C 还能使 ARDS 患者血浆 IL-6 水平降低,说明它除了抗凝效果外还具有抗炎效应。但活性蛋白 C 是否对各种原因引起的 ARDS 均有效尚待进一步研究。

(二)肺泡毛细血管膜损害

1.肺毛细血管内皮细胞

肺毛细血管内皮细胞损伤是 ARDS 发病过程中的一个重要环节,对其超微结构的变化特征也早有研究。同时测量肺泡渗出液及血浆中的蛋白含量能够反映毛细血管通透性增高的程度,早期 ARDS 中水肿液/血浆蛋白比 >0.75,相反压力性肺水肿患者的水肿液/血浆蛋白比 <0.65。ARDS 患者肺毛细血管的通透性较压力性肺水肿患者高,并且上皮细胞间形成了可逆的细胞间隙。

2.肺泡上皮细胞

肺泡上皮细胞损伤在 ARDS 的形成过程中发挥了重要作用。正常肺组织中,肺泡上皮细胞是防止肺水肿的屏障。ARDS 发病早期,由于上皮细胞自身的受损、坏死及由其损伤造成的肺间质压力增高可破坏该屏障。肺泡Ⅱ型上皮细胞可产生合成表面活性物质的蛋白和脂质成分。ARDS 患者表面活性物质减少、成分改变及其功能抑制将导致肺泡萎陷及低氧血症。肺泡Ⅱ型上皮细胞的损伤造成表面活性物质生成减少及细胞代谢障碍。此外,肺泡渗出液中存在的蛋白酶和血浆蛋白通过破坏肺泡腔中的表面活性物质使其失活。

肺泡上皮细胞在肺水肿时有主动转运肺泡腔中水、盐的作用。肺泡Ⅱ型上皮细胞通过 Na^+ 的主动运输来驱动液体的转运。大多数早期 ARDS 患者肺泡液体主动清除能力下降,且与预后呈负相关。在肺移植后肺再灌注损伤患者中也存在类似的现象。虽然 ARDS 患者肺泡液主动清除能力下降的确切机制尚不明了,但推测其可能与肺泡上皮细胞间紧密连接或肺泡Ⅱ型上皮细胞受损的程度有关。

三、诊断

1967 年,Ashbaugh 等首次报告 ARDS,1994 年北美呼吸病-欧洲危重病学会专家联席评审会议发表了《ARDS 的诊断标准》(AECC 标准),但其可靠性和准确性备受争议。2012 年修订的《ARDS 诊断标准》(柏林标准)将 ARDS 定义为:①7 天内起病,出现高危肺损伤、新发或加重的呼吸系统症状。②胸部 X 线或 CT 示双肺透亮度下降且难以完全由胸腔积液、肺(叶)不张或结节解释。

③肺水肿原因难以完全由心力衰竭或容量过负荷来解释,如果不存在危险因素,则需要进行客观评估(如超声心动图),以排除静水压增高型水肿。④依据至少0.49 kPa呼气末正压机械通气(positive end expiratory pressure,PEEP)下的氧合指数对 ARDS 进行分级,即轻度(氧合指数为 200～300)、中度(氧合指数为100～200)和重度(氧合指数为≤100)。

中华医学会呼吸病学分会也提出了类似的《急性肺损伤/ARDS 的诊断标准(草案)》。

(1)有发病的高危因素。

(2)急性起病、呼吸频数和(或)呼吸窘迫。

(3)低氧血症,ALI 时动脉血氧分压(PaO_2)/吸氧浓度(FiO_2)≤40.0 kPa(300 mmHg);ARDS 时 PaO_2/FiO_2≤26.7 kPa(200 mmHg)。

(4)胸部 X 线检查两肺浸润阴影。

(5)肺毛细血管楔压(PCWP)≤2.4 kPa(18 mmHg)或临床上能除外心源性肺水肿。

凡符合以上 5 项可以诊断为 ALI 或 ARDS。

四、治疗的基本原则

ARDS 治疗的关键在于控制原发病及其病因,如处理各种创伤,尽早找到感染灶,针对病原菌应用敏感的抗生素,制止严重反应进一步对肺的损伤;更紧迫的是要及时改善患者的严重缺氧,避免发生或加重多脏器功能损害。

五、治疗策略

(一)原发病治疗

全身性感染、创伤、休克、烧伤、急性重症胰腺炎等是导致 ALI/ARDS 的常见病因。严重感染患者有 25%～50% 发生 ALI/ARDS,而且在感染、创伤等导致的多器官功能障碍综合征(MODS)中,肺往往也是最早发生衰竭的器官。目前认为,感染、创伤后的全身炎症反应是导致 ARDS 的根本原因。控制原发病,遏制其诱导的全身失控性炎症反应,是预防和治疗ALI/ARDS的必要措施。

推荐意见 1:积极控制原发病是遏制 ALI/ARDS 发展的必要措施(推荐级别:E 级)。

(二)呼吸支持治疗

1.氧疗

ALI/ARDS 患者吸氧治疗的目的是改善低氧血症,使动脉血氧分压(PaO_2)

达到 8.0～10.7 kPa(60～80 mmHg)。可根据低氧血症改善的程度和治疗反应调整氧疗方式,首先使用鼻导管,当需要较高的吸氧浓度时,可采用可调节吸氧浓度的文丘里面罩或带储氧袋的非重吸式氧气面罩。ARDS 患者往往低氧血症严重,大多数患者一旦诊断明确,常规的氧疗常常难以奏效,机械通气仍然是最主要的呼吸支持手段。

推荐意见 2:氧疗是纠正 ALI/ARDS 患者低氧血症的基本手段(推荐级别:E 级)。

2.无创机械通气

无创机械通气(non-invasive ventilation,NIV)可以避免气管插管和气管切开引起的并发症,近年来得到了广泛的推广应用。尽管随机对照试验(RCT)证实 NIV 治疗 COPD 和心源性肺水肿导致的急性呼吸衰竭的疗效肯定,但是 NIV 在急性低氧性呼吸衰竭中的应用却存在很多争议。迄今为止,尚无足够的资料显示 NIV 可以作为 ALI/ARDS 导致的急性低氧性呼吸衰竭的常规治疗方法。

不同研究中 NIV 对急性低氧性呼吸衰竭的治疗效果差异较大,可能与导致低氧性呼吸衰竭的病因不同有关。2004 年一项荟萃分析显示,在不包括 COPD 和心源性肺水肿的急性低氧性呼吸衰竭患者中,与标准氧疗相比,NIV 可明显降低气管插管率,并有降低 ICU 住院时间及住院病死率的趋势。但分层分析显示 NIV 对 ALI/ARDS 的疗效并不明确。最近 NIV 治疗 54 例 ALI/ARDS 患者的临床研究显示,70% 的患者应用 NIV 治疗无效。逐步回归分析显示,休克、严重低氧血症和代谢性酸中毒是 ARDS 患者 NIV 治疗失败的预测指标。一项 RCT 研究显示,与标准氧疗比较,NIV 虽然在应用第 1 小时明显改善 ALI/ARDS 患者的氧合,但不能降低气管插管率,也不改善患者预后。可见,ALI/ARDS 患者应慎用 NIV。

推荐意见 3:预计病情能够短期缓解的早期 ALI/ARDS 患者可考虑应用无创机械通气(推荐级别:C 级)。

推荐意见 4:合并免疫功能低下的 ALI/ARDS 患者早期可首先试用无创机械通气(推荐级别:C 级)。

推荐意见 5:应用无创机械通气治疗 ALI/ARDS 应严密监测患者的生命体征及治疗反应。神志不清、休克、气道自洁能力障碍的 ALI/ARDS 患者不宜应用无创机械通气(推荐级别:C 级)。

3.有创机械通气

(1)机械通气的时机选择:ARDS 患者经高浓度吸氧仍不能改善低氧血症

时,应气管插管进行有创机械通气。ARDS 患者呼吸功明显增加,表现为严重的呼吸困难,早期气管插管机械通气可降低呼吸功,改善呼吸困难。虽然目前缺乏 RCT 研究评估早期气管插管对 ARDS 的治疗意义,但一般认为,气管插管和有创机械通气能更有效地改善低氧血症,降低呼吸功,缓解呼吸窘迫,并能够更有效地改善全身缺氧,防止肺外器官功能损害。

推荐意见 6:ARDS 患者应积极进行机械通气治疗(推荐级别:E 级)。

(2)肺保护性通气:由于 ARDS 患者大量肺泡塌陷,肺容积明显减少,常规或大潮气量通气易导致肺泡过度膨胀和气道平台压过高,加重肺及肺外器官的损伤。

推荐意见 7:对 ARDS 患者实施机械通气时应采用肺保护性通气策略,气道平台压不应超过 2.9～3.4 kPa(30～35 cmH$_2$O)(推荐级别:B 级)。

(3)肺复张:充分复张 ARDS 塌陷肺泡是纠正低氧血症和保证 PEEP 效应的重要手段。为限制气道平台压而被迫采取的小潮气量通气往往不利于 ARDS 塌陷肺泡的膨胀,而 PEEP 维持肺复张的效应依赖于吸气期肺泡的膨胀程度。目前临床常用的肺复张手法包括控制性肺膨胀、PEEP 递增法及压力控制法(PCV法)。其中实施控制性肺膨胀采用恒压通气方式,推荐吸气压为 2.9～4.4 kPa(30～45 cmH$_2$O),持续时间为30～40 秒。

推荐意见 8:可采用肺复张手法促进 ARDS 患者的塌陷肺泡复张,改善氧合(推荐级别:E 级)。

(4)PEEP 的选择:ARDS 广泛肺泡塌陷不但可导致顽固的低氧血症,而且部分可复张的肺泡周期性塌陷开放而产生剪切力,会导致或加重呼吸机相关性肺损伤。充分复张塌陷肺泡后应用适当水平的 PEEP 防止呼气末肺泡塌陷,改善低氧血症,并避免剪切力,防治呼吸机相关性肺损伤。因此,ARDS 应采用能防止肺泡塌陷的最低 PEEP。

推荐意见 9:应使用能防止肺泡塌陷的最低 PEEP,有条件的情况下,应根据静态 P-V 曲线低位转折点压力+0.2 kPa(+2 cmH$_2$O)来确定 PEEP(推荐级别:C 级)。

(5)自主呼吸:自主呼吸过程中膈肌主动收缩可增加 ARDS 患者肺重力依赖区的通气,改善通气血流比例失调,改善氧合。一项前瞻对照研究显示,与控制通气相比,保留自主呼吸的患者镇静剂使用量、机械通气时间和 ICU 住院时间均明显减少。因此,在循环功能稳定、人机协调性较好的情况下,ARDS 患者机械通气时有必要保留自主呼吸。

推荐意见 10：ARDS 患者机械通气时应尽量保留自主呼吸（推荐级别：C 级）。

(6)半卧位：ARDS 患者合并 VAP 往往使肺损伤进一步恶化，预防 VAP 具有重要的临床意义。机械通气患者平卧位易发生 VAP。研究表明，由于气管插管或气管切开导致声门的关闭功能丧失，机械通气患者胃肠内容物易反流误吸进入下呼吸道，导致 VAP。<30°的平卧位是院内获得性肺炎的独立危险因素。

推荐意见 11：若无禁忌证，机械通气的 ARDS 患者应采用 30°～45°半卧位（推荐级别：B 级）。

(7)俯卧位通气：俯卧位通气通过降低胸腔内压力梯度、促进分泌物引流和促进肺内液体移动，明显改善氧合。

推荐意见 12：常规机械通气治疗无效的重度 ARDS 患者，若无禁忌证，可考虑采用俯卧位通气（推荐级别：D 级）。

(8)镇静镇痛与肌松：机械通气患者应考虑使用镇静镇痛剂，以缓解焦虑、躁动、疼痛，减少过度的氧耗。合适的镇静状态、适当的镇痛是保证患者安全和舒适的基本环节。

推荐意见 13：对机械通气的 ARDS 患者，应制订镇静方案（镇静目标和评估）（推荐级别：B 级）。

推荐意见 14：对机械通气的 ARDS 患者，不推荐常规使用肌松剂（推荐级别：E 级）。

4.液体通气

部分液体通气是在常规机械通气的基础上经气管插管向肺内注入相当于功能残气量的全氟碳化合物，以降低肺泡表面张力，促进肺重力依赖区塌陷肺泡复张。

5.体外膜氧合技术(ECMO)

建立体外循环后可减轻肺负担，有利于肺功能恢复。

(三)ALI/ARDS 药物治疗

1.液体管理

高通透性肺水肿是 ALI/ARDS 的病理生理特征，肺水肿的程度与 ALI/ARDS 的预后呈正相关。因此，通过积极的液体管理，改善 ALI/ARDS 患者的肺水肿具有重要的临床意义。

研究显示，液体负平衡与感染性休克患者病死率的降低显著相关，且对于创伤导致的ALI/ARDS患者，液体正平衡使患者的病死率明显增加。应用利尿药减轻肺水肿可能改善肺部病理情况,缩短机械通气时间,进而减少呼吸机相关性肺炎等并发症的发生。但是利尿减轻肺水肿的过程可能会导致心排血量下降,器官灌注不足。因此,ALI/ARDS患者的液体管理必须考虑两者的平衡,必须在保证脏器灌注的前提下进行。

推荐意见15:在保证组织器官灌注的前提下,应实施限制性的液体管理,有助于改善ALI/ARDS患者的氧合和肺损伤(推荐级别:B级)。

推荐意见16:存在低蛋白血症的ARDS患者,可通过补充清蛋白等胶体溶液和应用利尿药,有助于实现液体负平衡,并改善氧合(推荐级别:C级)。

2.糖皮质激素

全身和局部的炎症反应是ALI/ARDS发生和发展的重要机制,研究显示血浆和肺泡灌洗液中的炎症因子浓度升高与ARDS的病死率呈正相关。长期以来,大量的研究试图应用糖皮质激素控制炎症反应,预防和治疗ARDS。早期的3项多中心RCT研究观察了大剂量糖皮质激素对ARDS的预防和早期治疗作用,结果糖皮质激素既不能预防ARDS的发生,对早期ARDS也没有治疗作用。但对于变应原因导致的ARDS患者,早期应用糖皮质激素经验性治疗可能有效。此外,感染性休克并发ARDS的患者,如合并有肾上腺皮质功能不全,可考虑应用替代剂量的糖皮质激素。

推荐意见17:不推荐常规应用糖皮质激素预防和治疗ARDS(推荐级别:B级)。

3.一氧化氮(NO)吸入

NO吸入可选择性地扩张肺血管,而且NO分布于肺内通气良好的区域,可扩张该区域的肺血管,显著降低肺动脉压,减少肺内分流,改善通气血流比例失调,并且可减少肺水肿形成。临床研究显示,NO吸入可使约60%的ARDS患者氧合改善,同时肺动脉压、肺内分流明显下降,但对平均动脉压和心排血量无明显影响。但是氧合改善效果也仅限于开始NO吸入治疗的24~48小时内。两个RCT研究证实NO吸入并不能改善ARDS的病死率。因此,吸入NO不宜作为ARDS的常规治疗手段,仅在一般治疗无效的严重低氧血症时可考虑应用。

推荐意见18:不推荐吸入NO作为ARDS的常规治疗(推荐级别:A级)。

4.肺泡表面活性物质

ARDS患者存在肺泡表面活性物质减少或功能丧失,易引起肺泡塌陷。肺泡表面活性物质能降低肺泡表面张力,减轻肺炎症反应,阻止氧自由基对细胞膜的氧化损伤。目前肺泡表面活性物质的应用仍存在许多尚未解决的问题,如最佳用药剂量、具体给药时间、给药间隔和药物来源等。因此,尽管早期补充肺表面活性物质有助于改善氧合,还不能将其作为 ARDS 的常规治疗手段。有必要进一步研究,明确其对 ARDS 预后的影响。

5.前列腺素 E_1

前列腺素 E_1(PGE_1)不仅是血管活性药物,还具有免疫调节作用,可抑制巨噬细胞和中性粒细胞的活性,发挥抗炎作用。但是 PGE_1 没有组织特异性,静脉注射 PGE_1 会引起全身血管舒张,导致低血压。静脉注射 PGE_1 用于治疗 ALI/ARDS 目前已经完成了多个 RCT 研究,但无论是持续静脉注射 PGE_1,还是间断静脉注射脂质体 PGE_1,与安慰剂组相比,PGE_1 组在 28 天的病死率、机械通气时间和氧合等方面并无益处。有研究报道吸入型 PGE_1 可以改善氧合,但这需要进一步的 RCT 来研究证实。因此,只有在 ALI/ARDS 患者低氧血症难以纠正时,可以考虑吸入 PGE_1 治疗。

6.N-乙酰半胱氨酸和丙半胱氨酸

抗氧化剂 N-乙酰半胱氨酸(NAC)和丙半胱氨酸(procysteine)通过提供合成谷胱甘肽(GSH)的前体物质半胱氨酸,提高细胞内 GSH 水平,依靠 GSH 氧化还原反应来清除体内氧自由基,从而减轻肺损伤。静脉注射 NAC 对 ALI 患者可以显著改善全身氧合和缩短机械通气时间。而近期在 ARDS 患者中进行的 Ⅱ临床试验证实,NAC 有缩短肺损伤病程和阻止肺外器官衰竭的趋势,不能减少机械通气时间和降低病死率。丙半胱氨酸的 Ⅱ、Ⅲ 期临床试验也证实不能改善 ARDS 患者预后。因此,尚无足够证据支持 NAC 等抗氧化剂用于治疗 ARDS。

7.环氧化酶抑制剂

布洛芬等环氧化酶抑制剂可抑制 ALI/ARDS 患者血栓素 A_2 的合成,对炎症反应有强烈的抑制作用。小规模临床研究发现布洛芬可改善全身性感染患者的氧合与呼吸力学。对严重感染的临床研究也发现布洛芬可以降低体温、减慢心率和减轻酸中毒,但是亚组分析(ARDS 患者 130 例)显示,布洛芬既不能降低危重 ARDS 患者的患病率,也不能改善 ARDS 患者的 30 天生存率。因此,布洛芬等环氧化酶抑制剂尚不能用于 ALI/ARDS 的常规治疗。

8.细胞因子单克隆抗体或拮抗药

炎症性细胞因子在 ALI/ARDS 发病中具有重要作用。动物试验应用单克隆抗体或拮抗药中和肿瘤坏死因子(TNF)、白细胞介素(IL)-1 和 IL-8 等细胞因子可明显减轻肺损伤,但多数临床试验获得阴性结果。细胞因子单克隆抗体或拮抗药是否能够用于 ALI/ARDS 的治疗,目前尚缺乏临床研究证据。因此,不推荐抗细胞因子单克隆抗体或拮抗药用于 ARDS 治疗。

9.己酮可可碱及其衍化物利索茶碱

己酮可可碱及其衍化物利索茶碱均可抑制中性粒细胞的趋化和激活,减少促炎因子 TNFA、IL-1 和 IL-6 等释放,利索茶碱还可抑制氧自由基释放。但目前尚无 RCT 试验证实己酮可可碱对 ALI/ARDS 的疗效。因此,己酮可可碱或利索茶碱不推荐用于 ARDS 的治疗。

10.重组人活化蛋白 C

重组人活化蛋白 C(rhAPC)具有抗血栓、抗炎和纤溶特性,已被试用于治疗严重感染。Ⅲ期临床试验证实,持续静脉注射 rhAPC 24 μg/(kg·h)×96 小时可以显著改善重度严重感染患者(APACHE Ⅱ>25)的预后。基于 ARDS 的本质是全身性炎症反应,且凝血功能障碍在 ARDS 发生中具有重要地位,rhAPC 有可能成为 ARDS 的治疗手段。但目前尚无证据表明 rhAPC 可用于 ARDS 治疗,当然在严重感染导致的重度 ARDS 患者,如果没有禁忌证,可考虑应用 rhAPC。rhAPC 高昂的治疗费用也限制了它的临床应用。

11.酮康唑

酮康唑是一种抗真菌药,但可抑制白三烯和血栓素 A_2 合成,同时还可抑制肺泡巨噬细胞释放促炎因子,有可能用于 ARDS 的治疗。但是目前没有证据支持酮康唑可用于 ARDS 的常规治疗,同时为避免耐药,对于酮康唑的预防性应用也应慎重。

12.鱼油

鱼油富含 ω-3 脂肪酸,如二十二碳六烯酸(DHA)、二十碳五烯酸(EPA)等,也具有免疫调节作用,可抑制二十烷花生酸样促炎因子释放,并促进 PGE_1 生成。研究显示,通过肠道为 ARDS 患者补充 EPA、γ-亚油酸和抗氧化剂,可使患者肺泡灌洗液内中性粒细胞减少,IL-8 释放受到抑制,病死率降低。对机械通气的 ALI 患者的研究也显示,肠内补充 EPA 和 γ-亚油酸可以显著改善氧合和肺顺应性,明显缩短机械通气时间,但对生存率没有影响。

推荐意见 19:补充 EPA 和 γ-亚油酸有助于改善 ALI/ARDS 患者氧合,缩短机械通气时间(推荐级别:C 级)。

第六章

呼吸系统疾病的中医治疗

第一节　急性上呼吸道感染的中医治疗

急性上呼吸道感染是鼻腔、咽或喉部急性炎症的总称,简称上感。常见病原体为病毒,仅少数为细菌。该病患者不分年龄、性别、职业和地区,某些病种具有传染性,甚至可以引起严重的并发症。该病全年皆可发病,冬春季节好发。主要通过含有病毒的飞沫传播,亦可由被污染的手及用具传染。多数为散发性,气候突变时则易引起局部或大范围的流行。病毒表面抗原发生变异,则可产生新的亚型,且不同亚型之间无交叉免疫,因此同一人可在 1 年内多次发病。有些病毒可以在间隔数年后引起较大范围的流行。

本病的临床表现与中医学感冒、外感发热颇为相似,中医学对本病的论述较为详细。

《素问·骨空论》云:"风者百病之始也……风从外入,令人振寒,汗出头痛,身重恶寒。"此即外感风邪引起感冒的相关论述。《素问·风论》亦云:"风之伤人也,或为寒热。"汉代张仲景论述太阳病时,以桂枝汤治表虚证,以麻黄汤治表实证,为感冒辨证治疗奠定基础。"感冒"一词始见于北宋《仁斋直指方·诸风》,该书在"伤风方论"中记载了参苏饮"治感冒风邪,发热头痛,咳嗽声重,涕唾稠黏。"朱丹溪《丹溪心法·中寒二》提出:"伤风属肺者多,宜辛温或辛凉之剂散之。"对后世治疗影响深远。

一、病因病机

中医学认为,该病主要由外感六淫、时行疫毒所致,风、寒、暑、湿、燥、火之邪随季节而来,病者无问长少,皆相染疫,症状相似。多与气候突变、寒温失宜、正气虚弱等因素密切相关。

(一)外感风邪、时行疫毒

本病的发生多由风邪或时行疫毒从皮毛或口鼻侵袭人体,使肺卫失和所致。风为六淫之首,往往随时气而入,春季多与热邪合而致病,梅雨季节多与湿邪相合,夏季多与暑邪相合,秋季多与燥邪相合,冬季多与寒邪相合,亦可与时行疫毒合而致病。本病初起多以风寒或风热之邪为主,风热不解或寒邪郁而化热则可呈现热邪犯肺之症状;病邪传里化热,若表证未解,则可见表寒里热之症状;反复感邪或日久未愈,则可由实转虚,亦有体虚感邪者,均可呈现正虚标实之症状。

(二)正气亏虚、肺卫不固

气候突变、寒暖失宜、六淫时邪猖獗之时,易于诱发本病。《素问·评热病论》载"邪之所凑,其气必虚"。该病病位在肺卫,病邪由表入里,可涉及他脏,由此而知,正气亏虚、肺卫不固是发病之内因。生活起居不当,寒暖失宜,伤于劳倦,皆可使人腠理不密,营卫失和,体质虚弱,肺卫不固而致体虚感邪。通常阳虚之人易感风寒之邪;阴虚之人易感风热、风燥之邪;痰湿盛者易感湿邪;湿热盛者易感暑邪。

由上可知,正气亏虚,肺卫不固,加之外感诸邪疫毒,可致肺卫调节功能失常。风、寒、暑、湿等邪或独犯肺卫,或合而致病,使卫表不和,营卫失调,正邪相争而致病。该病病位在肺,病情以来犯之邪为其特征,可兼见他症。

二、临床表现

临床表现有以下类型。

(一)普通感冒

普通感冒俗称"伤风",又称急性鼻炎,以鼻咽部卡他症状为主要表现。起病较急,主要表现为鼻部症状如喷嚏、鼻塞、流清水样鼻涕,也可表现为咳嗽、咽干、咽痛、听力减退、流泪、味觉迟钝、呼吸不畅、声嘶等症状。严重者可有发热、轻度畏寒和头痛。体检见鼻腔黏膜充血、水肿、有分泌物,咽部轻度充血等。

(二)急性病毒性咽炎、喉炎

急性病毒性咽炎、喉炎由鼻病毒、腺病毒、流感病毒、副流感病毒及肠病毒、呼吸道合胞病毒等引起。急性病毒性咽炎的临床表现为咽部发痒和灼热感,咳嗽少见。体检见咽部明显充血、水肿,颌下淋巴结肿痛。

急性病毒性喉炎的临床表现为声嘶、讲话困难、可有咳嗽伴有咽痛及发热。

体检见喉部水肿、充血,局部淋巴结肿大伴触痛,有时可闻及喉部的喘鸣音。

(三)急性疱疹性咽峡炎

急性疱疹性咽峡炎由柯萨奇病毒 A 引起,多发于夏季,儿童多见,成人较少见。临床表现为明显咽痛、发热,病程约一周。体检见咽充血,软腭、腭垂、咽部及扁桃体表面有灰白色疱疹及浅表溃疡,周围有红晕。

(四)咽结膜热

咽结膜热主要由腺病毒、柯萨奇病毒等引起。多发于夏季,多由游泳传播,儿童多见。临床表现有发热、咽痛、畏光、流泪等。体检可见咽及眼结膜明显充血。

(五)急性咽-扁桃体炎

急性咽-扁桃体炎多由溶血性链球菌,其次为流感嗜血杆菌、肺炎链球菌和葡萄球菌等引起。临床表现为起病急,咽痛明显、畏寒、发热(体温可达 39 ℃以上)等。体检可见咽部明显充血,扁桃体肿大和充血、表面有脓性分泌物,有时伴有颌下淋巴结肿大、压痛,而肺部查体无异常体征。

三、辅助检查

(一)外周血象

病毒性感染时白细胞计数正常或偏低,淋巴细胞比例升高;细菌性感染时,白细胞总数和中性粒细胞比例增多,出现核左移现象。

(二)病原学检查

因病毒类型繁多,且明确类型对治疗无明显帮助,一般无需明确病原学检查。需要时可用免疫荧光法、酶联免疫吸附法、血清学诊断或病毒分离鉴定等方法确定病毒的类型。细菌培养可判断细菌类型并做药物敏感试验以指导临床用药。

四、诊断标准

(1)可有受凉、过累、体弱、呼吸道慢性炎症等病史。

(2)依据各临床类型的症状和体征。

(3)胸部 X 射线检查阴性。

(4)特殊情况下可进行细菌培养、病毒分离,以确定病原体。

五、一般治疗

(1)加强体育锻炼,进行有规律的适度运动,增强体质。

（2）注意保暖，天气突变时，尤须注意增减衣物。

（3）居所及工作环境要定时通风，并且注意室温，避免过凉或过热；可采用食醋熏蒸的方法进行室内消毒，每立方米空间以5～10 mL的食醋，加水1～2倍进行稀释，加热熏蒸2小时左右，每天1次或隔天1次。

（4）尽量避免与感冒患者接触，在感冒流行季节少去公共场所，以减少传播机会；避免受凉，淋雨及过度疲劳等发病诱因。

（5）反复发生上呼吸道感染者，可酌情接种疫苗，还可以健脾补肺，固表止汗。

六、中医药治疗

中医学理论认为本病邪在肺卫，以实证居多，亦有虚实夹杂者，治当因势利导，解表祛邪，既要辨明外感六淫、时行疫毒，又要分清虚实、顾护正气，同时照顾兼证，据证施治。邪实者慎防补益过早，以免留邪；体虚者，则须扶正固本，兼以祛邪，不宜专行发散，重伤肺气。

（一）辨证论治

1.风寒束表

主症：鼻塞声重，清涕喷嚏，无汗头痛，身痛腰痛，骨节疼痛，无咽干痛，或咽痒少咳，或恶风发热，或略胸满。舌苔薄白而润，脉浮或浮紧。

治法：发汗解表，宣肺平喘。

方药：麻黄汤加减。麻黄、杏仁各10 g，桂枝、甘草各6 g。诸药合用，功可发汗解表，宣肺平喘。失眠或肝火头胀者去麻黄10 g，加紫苏叶10 g；兼里热烦躁者加生石膏10 g；鼻塞流涕者加辛夷10 g。

2.风热犯表

主症：发热重，恶寒轻，咽痛口渴，头痛，鼻塞少涕，少咳，少痰，舌边尖红，苔薄白微黄，脉浮数。

治法：清热解表、利咽止咳。

方药：曲氏抗感退热方。柴胡、连翘、荆芥、黄芩、炒牛蒡子各10 g。全方功可清热解表、利咽止咳。咽痛甚者加射干10 g；咳多者加紫苏叶、杏仁各10 g。

3.暑湿伤表

主症：身热，微恶风，汗少或汗出热不解，头重胀痛，肢体酸重或疼痛，咳嗽痰黏，鼻流浊涕，心烦口渴，或口中黏腻，渴不多饮，胸闷呕恶，大便或溏，舌质红，苔薄黄而腻，脉濡数。

治法:清暑祛湿解表。

方药:新加香薷饮加减。金银花、扁豆花各 10 g,香薷、连翘、厚朴各 6 g。诸药合用,功可清暑祛湿解表。暑热偏盛者加柴胡、黄芩各 10 g;咳痰者加苏叶、杏仁、鱼腥草各 10 g;湿困卫表,身重少汗,恶风者加藿香、佩兰各 10 g;里湿偏盛者加苍术、陈皮各 10 g。

4.表寒里热

主症:咽痒咳嗽,咳声轻浅,鼻塞声重,痰少色黄白,或发热,恶寒,或口渴,舌质淡红,苔薄白,脉滑。

治法:宣肺疏风,止咳化痰。

方药:前贝止嗽散。紫菀、桔梗、荆芥、百部、陈皮、白前、浙贝、甘草各 10 g,前胡 20 g。全方功可宣肺疏风,止咳化痰。发热者加柴胡、黄芩各 10 g,咽痛者加木蝴蝶、蝉蜕各 10 g,涕清者加紫苏叶 10 g,便稀者加葛根 15 g。

体虚之人祛邪力度酌减,扶正力度因人而异。以上方药,水煎服,每天 1 剂。重症每天可连服 2 剂。

(三)中药成药

1.连花清瘟胶囊

连翘、金银花、炙麻黄、炒苦杏仁、石膏、板蓝根、绵马贯众、鱼腥草、广藿香、大黄、红景天、薄荷脑、甘草。口服,一次 4 粒,每天 3 次。本品具有清瘟解毒,宣肺泄热之功效,适用于治疗感冒之热毒袭肺证。

2.热毒清口服液

白重楼、黄芩、大青叶、连翘、板蓝根、射干、甘草。口服,1 次 10 mL,1 天 3 次。本品具有清热解毒、泻火退热、利咽止咳之功,可用于外感高热、风热感冒、急性气管炎、急性咽炎、急性扁桃体炎。

3.抗病毒口服液

板蓝根、石膏、芦根、生地黄、郁金、知母、石菖蒲、广藿香、连翘等。口服,每次 10～20 mL,每天 3 次。本品具有清热祛湿、凉血解毒之功效,可用于风热感冒、温病发热。

4.银黄口服液

金银花、黄芩。口服,每次 10～20 mL,每天 3 次。本品具有清热疏风,利咽解毒之功效,可用于外感风热、肺胃热盛所致之感冒;急慢性扁桃体炎、急慢性咽炎、上呼吸道感染见咽干、咽痛、口渴、发热等证候者。

5.正柴胡饮冲剂

柴胡、陈皮、赤芍、防风、甘草、生姜。口服,每次 10 g,每天 3 次,开水冲服。本品具有表散风寒,解热止痛之功效,适用于外感风寒初起之恶寒发热、无汗、头痛、鼻塞、喷嚏、咽痛咳嗽、四肢酸痛等症。

6.小柴胡冲剂

柴胡、姜半夏、黄芩、党参、甘草、生姜、大枣。口服,每次 10～20 g,每天 3 次。本品具有解表散热、疏肝和胃之功效,适用于外感邪在少阳,寒热往来,胸胁苦满,心烦喜吐,口苦咽干者。

7.银柴冲剂

忍冬藤、柴胡、薄荷、芦根、枇杷叶、薄荷油。口服,每次 15 g,每天 3～4 次,开水冲服。本品有清热解毒之功效,可用于感冒发热、急性气管炎、急性咽炎、急性扁桃体炎。

8 穿琥宁注射液

肌内注射,成人每次 40～80 mg,每天 3 次,小儿酌减或遵医嘱;静脉滴注,每次 400～600 mg,加入 5％葡萄糖注射液 250～ 500 mL 中,每天 1～2 次,小儿酌减或遵医嘱。本品具有清热解毒之功效,适用于风热感冒。

9.双黄连粉针剂

静脉滴注。临用前,先以适量注射用水充分溶解,再用氯化钠注射液或 5％葡萄糖注射液 500 mL 稀释。每次每千克体重 60 mg,每天一次,或遵医嘱。本品具有清热解毒,轻宣透邪之功效,可用于风温邪在肺卫或风热闭肺证,证见发热,微恶风寒或不恶寒,咳嗽气促,咳痰色黄,咽红肿痛等及急性上呼吸道感染。

10.清开灵注射液

胆酸、珍珠母、猪去氧胆酸、栀子、水牛角、板蓝根、黄芩苷、金银花。肌内注射,每天 2～4 mL。重症患者静脉滴注,每天 4～8 支(20～40 mL),以 10％葡萄糖注射液 200 mL 或氯化钠注射液 100 mL 稀释后使用。本品具有清热解毒,化痰通络,醒神开窍之功效,可用于上呼吸道感染见发热者。使用需注意有表证恶寒发热者慎用。

(四)针灸疗法

1.体针疗法

体针疗法治以祛风解肌,取穴以手太阴、阳明经及督脉上的腧穴为主。主穴:列缺、合谷、大椎、风池、太阳穴。配穴:风寒感冒者,配风门、肺俞;风热感冒者,配曲池、尺泽;气虚感冒者,配肺俞、足三里;夹湿者,配阴陵泉、中脘;夹暑者,配曲池、委中；全身酸疼者，配身柱；鼻塞者，配迎香；咽喉肿痛者，配少商点刺出血。操作方法：主穴用毫针泻法；风寒感冒，大椎行灸法；风热感冒，大椎行刺络拔罐。配穴足三里用补法；少商、曲泽、委中用刺络出血。

2.耳针疗法

耳针疗法取耳穴肺、气管、内鼻、脾、三焦、耳尖等。局部消毒后，耳尖穴点刺出血，余穴每次选 2～3 个，双侧同时针刺，捻转泻法，留针 10～20 分钟。

3.电针疗法

电针疗法取大椎、曲池、合谷、风池等穴。每次选取 2 穴，以毫针刺入，产生针感后，加电刺激，选取适当的波型和频率，以病人出现能耐受的麻胀感为度，每次通电时间 10～20 分钟。

4.刺络疗法

刺络疗法取尺泽、委中、少商、大椎、耳尖、耳垂等。大椎挑刺出血，并拔罐 5～10 分钟；尺泽、委中用三棱针点刺出血，令其血流自止；少商、耳尖、耳垂诸穴，点刺出血数滴即可。

5.皮肤针疗法

风寒感冒取脊柱两侧、肘窝、大小鱼际、鼻部；风热感冒取胸背部、风池、大椎、合谷、曲池。以中度或重度刺激，每天治疗 2～3 次。

6.头针疗法

头针疗法取感觉区、胸腔区，平刺，每次捻转 1～3 分钟，留针 15 分钟。

7.光针疗法

光针疗法取大椎、风池、风门、膈俞、合谷、曲池、鱼际、外关。每次选穴 2～4 个，用氦-氖激光器照射，功率一般为 10～30 mA，照射距离为 20～30 mm，每天照射 1 次，重症每天照射 2 次，每次每穴照射 2～5 分钟。

8.灸法

灸法取大椎、肺俞、风门、足三里。隔姜灸常规操作，每穴 5～7 壮，每天 1 次，5 次为 1 个疗程。或用艾条灸，每天 1 次，每次灸 15 分钟，5 次为 1 个疗程。

(五)其他特色疗法

1.穴位敷贴疗法

该疗法通过刺激体表穴位，激发经络的功能，调和气血，调动体内正气以抗邪，是一种常用的内病外治法。在急性上呼吸道感染的治疗中，可作为辅助疗法，有安全性高、痛苦程度低的特点。

（1）涌泉敷贴法：对于急性上呼吸道感染咳嗽较甚者，可将白芥子、栀子、桃仁、杏仁各 20 g,吴茱萸、樟脑各 10 g,研末混匀,用鸡蛋清、面粉将上末调成饼状,贴于双侧足底涌泉穴,同时对其加温片刻。贴敷24小时后取下,根据疾病恢复情况进行续贴。

(2)肚脐敷贴法:先将脐部擦拭干净,用吴茱萸、红参、海马、鹿茸、炙甘草五药按 1∶5∶5∶5∶3 的比例与香油、凡士林等调制成膏,局部敷贴神阙穴,并用胶布敷盖。可用于体虚易感者。

2.穴位注射疗法

此疗法采用常规方法,利用注射器进行穴位注射。其注射和留药的过程与毫针进针、得气及留针的过程及作用相似,是中医学针刺疗法与现代注射疗法的有机结合,在急性上呼吸道感染的治疗中,亦为安全、方便、可靠的辅助疗法。在常规治疗的基础上,于第 3 胸椎棘突旁开 1.5 cm 的肺俞穴注射维生素 K1 或维丁胶性钙,每天 1 次。通过有效的刺激肺俞穴可起到宣肺、止咳、平喘、化痰等作用。此外,上感若伴热势较高者,可取柴胡注射液或银黄注射液中任意一种,进行双侧曲池穴注射,每天 2 次,3 天为 1 个疗程,亦有较好疗效。

3.推拿疗法

选取百会、风池、印堂、太阳、大杼、肺俞等为主穴,运用推、拿、揉、压、按等推拿手法,并结合辨证加减取穴,此法具有宽胸理气、宣肺止咳化痰、解表退热以缓其标之效,同时亦有调整脏腑、平衡阴阳以治其本之功。此法为临床治疗急性上呼吸道感染的常用辅助疗法。

(1)膀胱经擦法:嘱患者取俯卧位,用小鱼际或手掌根部顺患者背部两侧膀胱经,特别在大杼、肺俞、肾俞各擦50次以上。若辨证属风寒型,则加推眉弓、攒竹各 20 次,揉按风池、迎香各 20 次,以大鱼际或拇指偏峰推拿前臂手太阴经 20 次,后点掐外关、合谷;若证属风热型,则加风池、太阳、迎香,各揉按 20 次,后点掐少商、商阳、合谷、曲池。体弱气虚者,加点揉足三里、百会;恶心呕吐者,加揉按内关、中脘、足三里。手法完毕后令患者做吹气、呵气口形,不作声响,徐徐出气,直至口中唾液增多,口味甘甜为止。每隔 2 小时 1 次,每次 10 分钟。

(2)头面部推拿法:选取风池、风府、天柱穴,行推、拿手法,操作约 5 分钟。后从印堂向上沿前额发际,运用推法推至头维、太阳穴,往返 3～4 遍。继之按印堂、鱼腰、太阳、百会穴,用抹法从印堂起向上循发际至太阳穴,往返 3～4 遍,施术约 8 分钟。然后再次推、拿风池、风府、天柱穴,同时配合按肺俞、风门穴,拿肩井穴。此法适用于感冒轻证。

(3)小儿推拿法:由于小儿脏腑娇嫩,御邪能力差,易受外邪侵袭,因此易患本病。由于推拿法操作简便、无损伤、痛苦小,因此此法为儿科治疗急性上呼吸道感染常用疗法之一。操作方法:分推八道 100～300 次,分手阴阳 300 次,清肺经 100～200 次,推揉膻中 100～200 次,揉乳根、乳旁各 50～100 次,揉肺俞 100～300 次,补脾经 100～300 次,分推肩胛骨 100～300 次,飞经走气 50～100 次。若辨证属风寒,则可加四大手法,即开天门、推坎宫、揉太阳、揉耳后高骨四法各30～50 次,掐揉二扇门、推三关各 100～300 次;若辨属风热者,可加清天河水、清肺经各 100～300 次,推脊 50～100 次。操作手法宜轻快柔和。每天 1 次,每次约 15 分钟,3 次为 1 个疗程。

4.拔罐

(1)走罐法:嘱患者俯卧,裸露背部,将液状石蜡油涂于背部督脉和足太阳膀胱经循行部位。采用闪火拔罐法,首先吸拔大椎穴,然后手扶罐体,沿督脉循行路线慢慢向下推移至至阳穴,来回反复走罐至皮下满布血点。急性上呼吸道感染除兼见体虚者不宜用此法外,其他属实证者均可施用本法治疗。若伴咳嗽严重者,可加拔两侧肺俞穴并留罐 5～8 分钟。每天或隔天 1 次,病愈即止。

(2)留罐法:取大椎、中府、肺俞穴,先用 75% 酒精棉球对所选穴位进行皮肤常规消毒。后行投火法拔罐,对上述各穴分别吸拔并留罐 5～15 分钟。如伴有烦躁、嗜睡或谵语,加拔灵台、神道,一罐拔双穴。每天 1 次。此法尤其适用于急性上呼吸道感染伴见高热者。

(3)刺络拔罐法:取大椎、风门、肺俞穴,常规消毒后用三棱针浅刺出血,以闪火法将中号罐吸附于出血部位,行拔罐放血治疗,出血量为 1～2 mL,留罐 15 分钟,每天 1 次。该疗法有解表达邪,引热外行之效,尤其适用于证属风热者。若伴发热者,可加拔泽、委中穴放血治疗,操作同前法。

5.刮痧疗法

取生姜、葱白各 10 g 捣烂和匀,用纱布包裹,蘸热酒先刮擦前额及太阳穴,然后刮背部脊柱两侧相关穴位,如大椎、肩井、风门、肺俞等穴,至皮肤潮红为宜,也可配合推刮肘窝及腋窝。此法适用于风寒感冒。

6.食醋滴鼻疗法

用 0.5% 的醋酸溶液,如用市售米醋配制,因其所含醋酸浓度较低,故不宜加水过多。每次滴鼻 3 滴,两次之间间隔 2～3 小时。24 小时为 1 个疗程,以治愈为度,通常需 1～3 个疗程。

7.熏洗疗法

取麻黄 9 g,桂枝 6 g,生姜 9 g,紫苏 15 g,甘草 3 g,将上药煎汤以熏洗头面,主要用于急性上呼吸道感染辨证属风寒型,此法可助风寒邪气得汗而解。

8.药枕预防法

将山柰、丁香、石菖蒲、肉桂等芳香性中药,粉碎后做成香袋,另外填充淡竹叶、艾叶、茵陈、苍术、菊花等作为填充剂做成药枕。每晚睡觉枕用保健枕。此法适用于体虚易感者进行预防及辅助治疗。

第二节　急性气管-支气管炎的中医治疗

急性气管-支气管炎是由感染、物理、化学刺激或变应原引起的气管-支气管黏膜的急性炎症。临床主要表现为咳嗽和咳痰,部分患者可伴气喘,病愈后支气管黏膜结构可完全恢复正常,是目前临床上最为多发的、常见的疾病之一。急性气管-支气管炎各年龄段皆可发病,寒冷季节或气温突然变冷时多见,在受凉、淋雨、过度疲乏时容易发病。本病若病情迁延,反复发作者可导致慢性支气管炎、支气管扩张的发生。

急性气管-支气管炎属于中医学"咳嗽"中的"外感咳嗽"范畴。咳嗽之名始见于《素问·阴阳应象大论》:"秋伤于湿,冬生咳嗽。"汉·张仲景《金匮要略》有"痰饮咳嗽""咳嗽上气"等专篇。咳嗽的分类,历代医家立论纷纭,名称甚多。《素问·咳论》以脏腑命名,分为"肺咳、心咳、肝咳、脾咳、肾咳、胆咳、大肠咳、小肠咳、膀胱咳、三焦咳",并且描述了各类不同征候的特点。《诸病源候论·咳嗽候》有十咳之称,除五脏咳外,尚有风咳、寒咳、久咳、厥阴咳等。明·张景岳执简驭繁地在《景岳全书·咳嗽》中云"咳嗽之要,止为二证,何为二证?一曰外感,一曰内伤而尽之矣。"明确地将咳嗽分为外感、内伤两大类。至此,咳嗽的辨证分类始较完善,切合临床实际,沿用至今。一般来说,外感咳嗽起病较急,病程较短,病情较轻,常在受凉后突发,病变较局限,一般无其他脏腑的病理改变及临床症状。

一、病因病机

本病的发生,常与体质虚弱,感受六淫之邪或患病者相互传染等有关,致使肺失宣降,肺气不宣,气逆不降而发病,而六淫之邪则是本病的主要发病基础。

(一)风寒袭肺

风寒之邪外束肌表,内郁肺气,以致肺卫失宣是其主要病机。张景岳所言:"六气皆令人咳,风寒为主"。风寒袭肺,肺气郁闭不宣,故咳嗽声重;肺气郁闭,水谷津微失于输布,聚湿成痰,故咳痰、痰白。舌苔薄白、脉浮紧,为风寒之邪束表客肺之象。

(二)风热犯肺

《素问·咳论》"皮毛者,肺之合也,皮毛先受邪气,邪气以从其合也。"风热之邪从口鼻而入,内迫于肺,肺失宣降,故咳嗽、咳声高亢重浊。热灼肺津可见痰黏难咳,痰稠黄绿,口干苦、便干。风热之邪炎上,则见咽干。风热客表,营卫失和,故发热、汗出、恶风。舌红苔薄黄,脉浮数为风热客表之象。肺主气,司呼吸,上连气道喉咙,开窍于鼻,外合皮毛,为五脏六腑之华盖,其气灌百脉而通他脏。

(三)风燥伤肺

外感风燥之邪或风寒风热之邪化燥,致肺失清润,故见干咳作呛。燥热灼津则咽喉口鼻干燥,痰黏不易咳吐。苔薄白或薄黄,质红、干而少津,脉浮数,属风燥伤肺之象。

(四)痰湿蕴肺

若饮食不节,嗜酒好烟,或过食肥甘厚味辛辣,或平素脾失健运,饮食精微不归正化,脾湿生痰,上渍于肺,壅遏肺气,故咳嗽,咳声重浊,痰多;湿邪困脾,则脘痞,体倦,大便时溏;舌苔白腻,脉象濡滑为痰湿蕴肺之象。

总之,本病病位在肺在表,多为新病,以实证为主,以邪犯于肺,肺失宣降,肺气上逆为其基本病机。

二、临床表现

(一)症状

起病较急,全身症状一般较轻,可有低至中度发热。开始时干咳或咳少量痰,继而为黏液脓性痰,痰量增多,偶伴痰中带血。如果伴有支气管痉挛,可出现程度不等的胸闷、气急。咳嗽和咳痰可延续二三周,有时可延长数周,若咳嗽迁延不愈或反复发作,甚或演变成慢性支气管炎。

(二)体征

可无明显阳性体征。体检时双肺呼吸音粗糙,有时可闻及散在干、湿性啰音,啰音部位常不固定,咳嗽后可减少或消失。

三、辅助检查

(一)血液检查

多数病例的白细胞计数和分类无明显改变,细菌感染严重时白细胞总数和中性粒细胞可增多。红细胞沉降率加快。CPR升高。

(二)痰液检查

痰涂片和培养可发现致病菌。

(三)胸部X射线检查

胸部X射线检查多数表现为肺纹理增粗,少数病例无异常表现。

四、诊断标准

(1)根据病史、咳嗽和咳痰等症状。

(2)两肺呼吸音粗,有时可闻及散在干湿啰音,在咳嗽、咳痰后啰音可消失。

(3)结合血常规和胸部X射线检查。

(4)排除慢性支气管炎、支气管扩张、肺炎、咳嗽变异型哮喘等疾病。

五、鉴别诊断

本病需与喉痹、肺痈、肺痨等疾病进行鉴别。

六、一般治疗

(1)防止感冒,尽可能在气候适宜的环境生活、学习、工作。尽量避免长时间感受过热、过冷、过燥、过湿、虚风贼邪之气候。防止空气污染,避免劳累,防止风寒暑湿燥火外感六淫之邪侵袭,预防本病的发生。

(2)防止病人互相传染,已患感冒的病人要讲究个人卫生,咳嗽、喷嚏时要遮掩口鼻,不要在可能传播病菌的地方吐痰。易感人群在公共场所要躲避咳嗽发热患者,必要时戴口罩。

(3)参加适当的体育锻炼,增强体质,提高呼吸道的抵抗力,减少本病的发生。

七、中医药治疗

一般而言,外感咳嗽起病多较急,病程较短,初期多伴有表证,实证居多,治疗以疏散外邪、宣通肺气为主,一般不要过早使用滋润、收涩、镇咳之药,以免碍邪。

（一）辨证论治

1.风寒袭肺

主症：咳嗽，咳声闷重不畅，痰色稀白，咽痒，常伴鼻塞，流清涕，打喷嚏，发热轻或高而短暂，恶寒重，无汗，头痛，骨节酸痛或咽干痒，或鼻涕倒流，舌淡白，苔薄白，脉浮紧。

治法：疏散风寒，宣通肺气。

方药：止嗽散合三拗汤。桔梗、荆芥、紫菀、百部、白前、杏仁各10 g，麻黄、陈皮、甘草各5 g。诸药合用，功可疏散风寒，宣通肺气。咽干痒者加射干、木蝴蝶、蝉蜕各10 g；风寒夹湿，症见咳嗽痰多，兼有胸脘满闷者加法半夏、苍术各10 g；鼻涕倒流甚者加辛夷、白芷各10 g。

2.风热犯肺

主症：咳嗽，咳声高亢重浊，汗出不畏寒，痰黏难咳，时胸闷痛，或痰多黄绿，或发热，或咽痛，或口干苦、便干，或喘鸣，舌质略红，舌苔薄黄或略黄腻，脉浮数。

治法：宣肺止咳，清热化痰。

方药：曲氏肺咳方加减。炙麻黄、杏仁、法半夏、橘红、茯苓、瓜蒌皮、浙贝、木蝴蝶、蝉蜕、甘草各10 g。全方功可宣肺止咳、清热化痰。痰多黄绿者加金荞麦、生石膏各10 g；发热者加柴胡20 g，黄芩10 g；咽痛者加射干10 g；口干苦、便干者加火麻仁30 g；喘鸣者加紫苏叶10 g。

3.风燥伤肺

主症：干咳，连声作呛，喉痒，咽干唇燥，无痰或痰少而黏、不易咳吐，舌质红、干而少津，苔薄白或薄黄，脉浮数。

治法：疏风清肺，润燥止咳。

方药：桑杏汤加减。桑叶、杏仁、浙贝各10 g，南沙参15 g，山栀子、淡豆豉、梨皮各6 g。诸药合用，共奏疏风清肺，润燥止咳之功。津伤较重者加麦冬、玉竹各15 g；咳甚者加紫菀、百部各10 g；热重者加生石膏、知母各10 g；痰中带血者加白茅根15 g。

4.痰湿蕴肺

主症：咳嗽，咳声重浊，自汗出，略畏寒，鼻涕倒流，痰稀易咳，胸闷口干，痰白黄脓，或发热，或咽干，舌体偏胖，质淡略黯，舌苔白滑，脉滑或沉。

治法：清热祛湿，化痰止咳。

方药：高氏燥湿顽咳方加减。方中法半夏、陈皮、石菖蒲、紫苏叶、杏仁、荆芥、枳壳、胆南星、天竺黄、瓜蒌皮、前胡、浙贝、甘草各10 g。诸药合用，功可降气化浊、宣肺止咳。痰多黄绿者加金荞麦、鱼腥草各 10 g；发热者加柴胡至 20 g；咽痛者加射干 10 g；口干苦、便干者去瓜蒌皮，加瓜蒌仁 20 g，喘鸣者加紫苏叶 10 g。

以上方药，每天 1 剂，分两次温服。

(二)特色专方

1.金沸草散

旋覆花、麻黄、前胡各 9 g，荆芥穗 12 g，甘草、半夏、赤芍各 3 g。上为粗末。每服 9 g，水一盏半，入生姜 3 片，红枣 1 枚，煎至 8 分，去滓，温服，不拘时候。本方功用散寒宣肺，化痰止咳。风寒咳嗽，不论久暂，均可用本方。若发热咽痛，加银花、连翘、射干；痰多黏稠，加浙贝母、瓜蒌仁；痰涎清稀、头眩心悸，加桂枝、白术；久咳，加紫菀、百部、枇杷叶；脾虚食少或便溏，加党参、黄芪、白术。

2.苇茎泻白汤

桑白皮、地骨皮、黄芩、桃仁各 15 g，冬瓜仁、薏苡仁、鱼腥草各 20 g，苇茎 30 g，粳米 10 g，蛤黛散 10 g，甘草 5 g。水煎服，日一剂，每天早晚各服 1 次。本方乃泻白散、苇茎汤及蛤黛散三方相合加味而成，功用泻肺火，祛邪热，除痰嗽。主治急性支气管炎属外邪犯肺，化热入里者。若痰多，加瓜蒌仁 15 g，天竺黄 10 g、浙贝母 15 g；兼有喘鸣者，加麻黄 5～10 g、葶苈子 15 g；痰中带血者，加白茅根 30 g、侧柏叶 15 g；内热盛，口渴，汗多，加生石膏 30 g、知母 15 g。

3.清宣肺经汤

桑叶、牛蒡子、川贝母、杏仁各 6 g，瓜蒌皮 9 g，马兜铃 4.5 g，桔梗 3 g，枇杷叶 3 片。水煎服，日一剂。本方功用清宣肺经。主治咳嗽，证属外邪初解，肺热尚盛，干咳痰少。

(三)中药成药

1.通宣理肺丸

通宣理肺丸主要成分为紫苏叶、前胡、桔梗、苦杏仁、麻黄、甘草、陈皮、半夏(制)、茯苓、枳壳(炒)、黄芩。功效解表散寒，宣肺止嗽。用于风寒束表，肺气不宣所致的感冒咳嗽，症见发热、恶寒、咳嗽、鼻塞流涕、头痛、无汗、肢体酸痛。用法：口服，一次 1～2 丸，每天 2～3 次。

2.蛇胆川贝液

蛇胆川贝液主要成分为蛇胆汁、平贝母。功效祛风止咳，除痰散结。用于风热咳嗽，痰多气喘，胸闷，咳痰不爽或久咳不止。用法：口服，一次 1 支，每天

2 次,小儿酌减。

3.羚羊清肺丸

羚羊清肺丸主要成分为浙贝母、桑白皮(蜜炙)、前胡、麦冬、天冬、天花粉、地黄、玄参、石斛、桔梗、枇杷叶(蜜炙)、苦杏仁(炒)、金果榄、金银花、大青叶、栀子、黄芩、板蓝根、牡丹皮、薄荷、甘草、熟大黄、陈皮、羚羊角粉。功效清肺利咽,清瘟止嗽。用于肺胃热盛,感受时邪,身热头晕,四肢酸懒,咳嗽痰盛,咽喉肿痛,鼻衄咳血,口干舌燥。用法:口服,一次 1 袋,每天 3 次。

4.双黄连注射液

双黄连注射液由金银花、黄芩、连翘组成。清热解毒,清宣风热。用于外感风热引起的发热、咳嗽、咽痛。适用于病毒及细菌感染的上呼吸道感染、扁桃体炎、咽炎、支气管炎、肺炎等。用法:静脉注射,一次 10～20 mL,每天 1～2 次。静脉滴注,每次每千克体重 1 mL,加入生理盐水或 5%～10%葡萄糖溶液中。肌内注射一次 2～4 mL,每天 2 次。

(四)针灸疗法

1.体针

取手太阴、阳明经穴为主,以疏风解表,宣肺止咳。主穴:肺俞、列缺、合谷;随证取穴:风寒者,加风门;风热者,加大椎;燥热者,加曲池;鼻塞者,加迎香;咽喉肿痛者,加少商放血。手法:毫针泻法,风热可疾刺,风寒留针或针灸并用,或针后在背后腧穴拔火罐。每天 1 次,10 次为 1 个疗程。

2.灸法

选取肺俞、大椎、风门、定喘等穴位,隔姜灸或麦粒灸,视病情每次 3～5 壮不等,每天 1 次,适用于风寒咳嗽或痰湿咳嗽。

(五)其他特色疗法

1.穴位敷贴法

选肺俞、定喘、风门、膻中、丰隆,用白附子 16%,洋金花 48%,川椒 33%,樟脑 3%制成粉剂。将药粉少许置穴位上,用胶布贴敷,每 3～4 天更换 1 次,5 次为 1 个疗程。

2.穴位注射法

主穴:肺俞、定喘、风门、大杼。

药液:鱼腥草注射液

方法:每次选主穴 1～2 个,酌选配穴。鱼腥草注射液每穴 0.5～1 mL,隔天穴位注射 1 次,5～10 次为 1 个疗程。疗程间隔 3～5 天。

3.拔罐疗法

(1)外感风寒咳嗽。

主穴:大椎、身柱、风门、肺俞、膻中、孔最。

方法:用 1.5 到 2 寸口径之玻璃火罐用闪火法拔大椎、身柱,次用小口径火罐依次拔风门、肺俞、膻中、孔最。拔至局部皮色紫红取下。

(2)外感风热咳嗽。

主穴:大椎、身柱、灵台、曲池、足三里。

方法:在上述穴区皮肤常规消毒后,用皮肤针叩刺胸椎 3 穴,叩至皮色潮红有小出血点,用大小适宜的火罐拔 5～10 分钟,次日可如上法在膻中、天突刺络拔罐。

4.耳针疗法

主穴:平喘、肺、气管、肾上腺、神门、皮质下。

方法:每次取主穴 2～3 个,留针 15～20 分钟,每天或隔天 1 次,也可埋针。

5.耳压法

主穴:平喘、肺、支气管、大肠、神门、肾穴。

方法:可选用王不留行籽或磁珠贴,两耳交替换压,每 3 天 1 次,连用 12 次为 1 个疗程,休息 7 天后可行第 2 个疗程。为了加强刺激强度及疗效,耳压后,每 3～5 小时,患者用拇指、食指指腹对压耳穴 1 次,每次可持续数分钟,以耳朵发热充血为度。

6.耳穴按摩法

方法:可行双侧耳屏、耳甲腔按摩,每次数分钟,以局部发热、疼痛为度,每天 1～2 次,连用 12 次为 1 个疗程,休息 4～7 天后可行第 2 个疗程。此按摩可医生进行,患者自己也可进行,即患者用两食指指腹按摩该区域,每次数分钟,可每隔 5～6 小时进行 1 次。

7.磁穴贴敷疗法

主穴:天突、膻中、肺俞、定喘。

方法:取直径 8 mm 的锶铁氧体,辨证取穴,用胶布将其固定在穴位上。3 天后复查 1 次,15 天为 1 个疗程,每穴 5～10 分钟,每天 1 次,每次 30 分钟。

8.刮痧疗法

有效穴区:①大椎至至阳;②大杼至肺俞;③天突至膻中;④中府至云门;

⑤尺泽至列缺。

　　方法：胸背部用快刮法，上肢部用快刮加按揉法，中府、云门用角刮法。

第三节　上气道咳嗽综合征的中医治疗

　　上气道咳嗽综合征（upper airway cough syndrome，UACS）是引起咳嗽的常见原因，过去称为鼻后滴流综合征（post-nasal drip syndrome，PNDS）。上气道咳嗽综合征指的是在鼻窦、鼻腔的慢性炎症作用下，其炎症部位的脓液倒流至鼻咽、口咽及下咽等部位，甚至反流入声门或气管，导致以咳嗽为主要表现的综合征。

　　上气道咳嗽综合征患者除了咳嗽、咳痰外，患者通常有咽喉部滴流感、清咽，口咽部黏膜鹅卵石样观、口咽部黏液附着，频繁清喉，咽痒不适或鼻痒、鼻塞、流涕、打喷嚏、头痛等。有时患者会主诉声音嘶哑，讲话也会诱发咳嗽。但其他原因的咳嗽本身也有此类主诉。通常发病前有上呼吸道疾病史而在长期慢性刺激下发生继发性感染。

　　上气道咳嗽综合征是慢性咳嗽最常见和最容易忽视的病因，本病与哮喘、胃食管反流性疾病共同构成了慢性咳嗽的三大主因，占慢性咳嗽的 $85\%\sim98\%$，可能会引起多种严重并发症，严重威胁着人们的身体健康。

　　上气道咳嗽综合征，或者鼻后滴流综合征均是西医学病名，中医学没有这个病名，但根据其临床特点：咳嗽、鼻塞、鼻痒、涕多、咽痒等症，可推断其属中医学"久咳""久嗽""鼻窒""鼻渊""鼻鼽""顽固性咳嗽"等范畴。

　　中医学对鼻部疾病与肺脏的关系也早有认识，《灵枢·五阅五使》云："鼻者，肺之官也。"《灵枢·脉度》又云："故肺气通于鼻，肺和则鼻能知臭香矣。"《内经》说"天气通于鼻"，认为肺气贯通于整个肺系，上达鼻窍，肺鼻协调，共同完成肺气之"宣"与"降"的功能。说明了肺与鼻在生理上关系密切，而两者在病理上也相互影响。《医学心悟》说："肺有两窍，一在鼻、一在喉，鼻窍贵开而不闭，喉窍宜闭而不开，今鼻窍不通，则喉窍将启，能无虑乎。"鼻病及咽部病变日久不愈，邪郁于内，肺气宣降失常，则咳嗽反复发作，迁延难愈。《素问·五常政大论》说："大暑以行，咳嚏，鼽衄，鼻窒。"《素问·气厥论》："胆移热于脑，则辛鼻渊"，《医学摘粹·杂证要诀·七窍病类》:"如中气不足,肺金壅满,而浊涕时下者……总由土湿胃逆",《秘传证治要诀及类方》:"有不因伤冷而涕多者……此有肾虚所生",《灵枢·经脉》曰:"太阳之别……实则鼽窒。"均说明了本病的发生。

中医药治疗有着不可替代的优势和发展潜力,对病情反复的上气道咳嗽综合征患者,在减轻患者症状、减少复发次数方面有肯定的疗效,尤其对经西医用抗生素治疗无效的患者,遵循中医辨证论治方法,重视治风、尤重痰瘀、异病同治,采用疏风宣肺、化痰利咽之基本治法仍可取得较好疗效。

一、病因病机

上气道咳嗽综合征的发生,常与体质虚弱,感受风寒或湿热之邪或患病者相互传染等有关,致使气道不畅,宣发受阻,肺气上逆而发病,而风寒或湿热之邪则是上气道咳嗽综合征的主要发病基础。

(一)外感湿热,伏于肺系

上气道咳嗽综合征的形成与发作,多以外感湿热为基本病因。外感湿热之邪侵袭鼻窍,影响肺系输布水谷精微,聚而成涕。湿郁化热,痰热瘀积,致涕黄量多。影响肺之宣发功能而致咳嗽。阻碍气机,则胸闷不适。清窍受阻,则头痛时有。湿性缠绵重浊也致疾病反复不愈。

(二)邪热伤肺

上气道咳嗽综合征的形成与发作,也有少数以邪热伤肺为基本病因。邪热侵袭鼻窍,肺失宣发,浊涕滋生,浊与热结,胶着难去。邪热久居肺系,伤阴耗气,病情难愈。

二、辅助检查

(一)鼻窦 X 射线片或 CT 检查

X 射线或 CT 检查显示鼻窦黏膜增厚、窦腔内存在气液平面或窦腔模糊为特征性表现,可诊断为慢性鼻窦炎。

(二)电子鼻咽镜检查

通常前鼻镜可直观鼻腔黏膜有无肿胀、息肉;鼻内镜检查可较全面地反映鼻腔、鼻窦、鼻咽部的情况,尤其鼻分泌物的产生及流向等。

(三)特异性变应原的检测

如咳嗽具有季节性或病史提示与接触特异性的变应原(例如花粉、宠物、尘

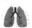

螨等)有关时,体外特异性过敏原 IgE 检测有助于诊断。怀疑变应性真菌性鼻窦炎时,可行曲霉菌和其他真菌的皮肤试验。

(四)肺功能检查及支气管舒张试验、支气管激发试验

肺功能检查及支气管舒张试验、支气管激发试验可用于排除咳嗽变异型哮喘。

(五)胃镜检查和 24 小时食管 pH 值监测

胃镜检查和 24 小时食管 pH 值监测可排除胃食管反流性咳嗽。

三、诊断标准

根据 2005 年中华医学会呼吸病学分会哮喘学组制订的《咳嗽的诊断与治疗指南》(草案)PNDS 诊断标准,参考《慢性咳嗽》(赖克方,人民卫生出版社,2008 年 9 月)及《慢性咳嗽诊断与治疗》(陆月明、钮善福,第二军医大学出版社,2007 年 7 月),诊断主要有以下五个方面。

(1)发作性或持续性咳嗽,以白天咳嗽为主,入睡后较少咳嗽。

(2)鼻后滴流和(或)咽后壁黏液附着感、频繁清嗓。

(3)有急慢性鼻-鼻窦炎、变应性鼻炎鼻息肉或慢性咽喉炎等病史。

(4)检查发现咽后壁有黏液附着,咽后壁淋巴滤泡增生,呈鹅卵石样外观。

(5)经针对性治疗后咳嗽缓解。

四、鉴别诊断

主要是与喘证、肺胀、肺痨等疾病相鉴别。

五、临床表现

(一)症状

症状主要表现为阵发性或持续性咳嗽,咳嗽以日间为主,入睡后很少咳嗽,多伴咳痰。除了咳嗽外,可有咽部症状:咽部不适,黏痰附着,频繁清嗓、经常做"缩痰"回吸动作,伴有咽部发堵或黏液从后鼻孔流入或滴入咽喉部的感觉,有时患者会主诉声音嘶哑,讲话也会诱发咳嗽。可有鼻部症状:急、慢性鼻炎、鼻窦炎、变应性鼻炎引起者还可伴有喷嚏、流涕、鼻塞、鼻疼、头痛、头昏、夜间睡眠差、白天嗜睡及精神不振和记忆力下降等症状。还有少数患者并没有相应的上呼吸道症状或体征,但对第一代抗组胺药或减充血剂治疗有效,目前将这部分患者称为"安静"的上气道咳嗽综合征或隐性上气道咳嗽综合征。

(二)体征

鼻部可见:鼻黏膜充血、肿胀,中、下鼻甲肥大,严重时可有下鼻甲表面不平、桑椹状,下鼻道、中鼻道有黏性、脓性分泌物;部分表现为黏膜肥厚或充血样改变。咽部可见:部分患者口咽部黏膜可呈鹅卵石样改变或咽后壁附有黏脓性分泌物。有些患者表现为咽部黏膜充血或(和)淋巴滤泡增生。这些临床表现较为常见,但无特异性。

六、一般治疗

(1)避免过度劳累,增强体质锻炼,可坚持跑步、打太极拳等,适时增添衣被,防止外邪侵入。

(2)要积极找出各种致敏原,以免再次接触,如儿童对牛奶、蛋类、鱼虾等产生的过敏现象,应少食或禁食;对花粉、油漆、染料、工业粉尘等易过敏者,应尽可能少接触。

(3)要及时治疗可能诱发鼻炎、鼻窦炎的疾病。

(4)预防感冒发生,预防复发。

(5)多饮水、进食清淡食物及保持大便通畅。

(6)戒除烟酒等不良嗜好。

七、中医药治疗

(一)辨证论治

1.湿热内蕴

主症:鼻涕倒流,涕黄白黏稠量多,头痛时有,咳嗽咳痰,夜咳多或早起后咳多,痰出后咳减,或恶寒打喷嚏清涕,或怕热打呼噜,或便稀,或胸闷不适。舌红,苔白腻,脉滑。

治法:通窍宣肺,清热化湿

方药:高氏鼻渊咳嗽方。白前、川芎、荆芥、防风、白芷、薄荷、羌活、龙胆草、野菊花、栀子、甘草各 10 g,细辛 3 g。诸药合用,功可通窍宣肺,清热化湿。恶寒打喷嚏清涕者去龙胆草、栀子,加紫苏叶 10 g;畏热,鼻鼾者加鱼腥草 10 g,路路通 10 g;便稀者加葛根 30 g;胸闷不适者加柴胡、白芍 10 g,枳壳 5 g。

2.痰湿阻肺

主症:鼻涕倒流,咳嗽重浊,痰白略黏,痰居气管及鼻窍,喘息痰鸣,自汗出略畏寒,或痰黄脓,或咽略干,或畏寒甚,舌体偏胖,质淡略黯,舌苔白滑,脉滑或沉。

治法：宣肺祛湿、化痰止咳。

方药：曲氏湿邪鼻肺咳方。辛夷、白芷、紫苏子、杏仁、桂枝、白芍、法半夏、甘草各 10 g，细辛 5 g、五味子 5 g，黄芩 20 g，鱼腥草 30 g。诸药合用，共奏宣肺祛湿、化痰止咳之功。痰黄脓者加金荞麦、金银花各 10 g；咽略干者加射干、木蝴蝶各 10 g，畏寒甚者加干姜 5 g。

中医根据"异病同治""同病异治"的原则，不管何种病因，只要抓住其共性临床特征，鼻咽（喉）肺同治，既体现整体观，又有以简驭繁的优势；同时，根据不同体质和鼻咽（喉）见症，对其采取个体化的辨证治疗，中医特色就会突显。在明确病因的基础上，辨别所累脏腑病位，分析病因病机特点，掌握疾病传变规律，针对不同证候特征进行特异性的中西医辨病与辨证相结合的治疗。

UCAS 包括鼻源性和喉源性两大类，而分别又有变应性和非变应性之因。我们根据"异病同治"治则，抓住风痰留伏、咽喉不利、肺气上逆的共性病机，遵循中医辨证论治方法，化繁为简，异病同治，采用疏风宣肺、化痰利咽之基本治法，临床根据鼻、咽喉病位的浅深及风（寒）、痰湿、热（燥）、瘀结的不同，灵活予以变法化裁，做到鼻咽兼顾、重视治风、尤重痰瘀、病证结合的整体化治疗。若鼻窍见症为显（鼻塞、流涕、喷嚏等），当配用疏风散寒、疏风清热或化湿通窍之法；若咽喉见症为著（咽有异物梗阻、咽喉干痒、频繁清嗓等），宜加强祛痰祛瘀、软坚散结、养阴润燥之法；若鼻咽兼症同现，又有风燥同治、寒热兼治之法；对于病程已久，出现津气两伤之时，又当分别给予益气疏风、生津润燥等法。

（二）特色专方

1.辛夷散和杏苏散加减方

炙前胡 10 g、清半夏 10 g、杏仁 10 g、苏子 10 g、射干 10 g、炙枇杷叶 10 g、黄芩 10 g、紫菀 10 g、桔梗 6 g、薄荷 3 g、苍耳子 10 g、辛夷 5 g、枳壳 10 g、橘红 6 g，日 1 剂，水煎服。本方疏风宣肺，止咳祛痰，适用于外邪犯肺，肺气失宣而致清窍不利之症。

2.缩泉丸加味乌药

乌药 20 g、益智仁 20 g、炒白术 15 g、诃子肉 15 g、石榴皮 15 g。用于肾阳不足、纳气失权所致涕液滴滴下淋，采用温肾壮阳、温脾散寒之"缩泉丸"加味治疗最为有效。

3.健脾缩腺汤

黄芪 20 g、太子参 15 g、茯苓 10 g、鸡内金 10 g、浙贝母 10 g、山慈菇 10 g、白芷 10 g、辛夷花 10 g、苍耳子 10 g、蒲公英 10 g、连翘 10 g、玄参 10 g、桔梗 10 g、

甘草 10 g,日一剂,水煎服,合鼻渊舒口服液治疗38例儿童腺样体肥大所致UACS总有效率达 92.0％。

4.加味三叶汤

人参叶 10 g、枇杷叶 10 g、龙利叶 10 g、紫菀 10 g、款冬花 10 g、浙贝母 10 g、北杏仁 10 g、桔梗 10 g、前胡 10 g、防风 10 g、辛夷花 10 g、苍耳子 10 g、沙参15 g、甘草 6 g,清热疏风祛痰,润肺通窍止咳。

5.周和平银蝉牛蒡汤

金银花 20 g、连翘 15 g、薄荷 15 g、白僵蚕 15 g、牛蒡子 15 g、苏子 15 g、枳壳 15 g、蝉蜕 12 g、桔梗12 g、射干 10 g、山豆根 10 g、甘草 6 g,每天剂,水煎服,总有效率为 91％。

6.苍夷射干汤

苍耳子 10 g、辛夷花 10 g、射干 10 g、黄芩 10 g、僵蚕 10 g。鼻后滴漏综合征病机总属风热犯肺,上塞鼻窍,蕴结咽喉,病理性质属实属热,若病久不祛,则可耗伤肺阴而成虚实夹杂之病。治宜疏风通窍,清肺利咽。

7.益气清鼻散

黄芪 12 g、白术 9 g、桔梗 6 g、党参 9 g、防风 6 g、陈皮 6 g、石菖蒲 9 g、瓜蒌皮 9 g、苍耳子6 g、辛夷 6 g、白芷 6 g 等。随证加减治疗鼻源性咳嗽 40 例,每天 1 剂,水煎服,3 个月为 1 个疗程,总有效率90％。

8.清窦利咽汤

辛夷 10 g、炒苍耳子 10 g、鱼腥草 15 g、金银花 10 g、桔梗 10 g、生甘草 10 g、黄芪 10 g、白芨 10 g、露蜂房 10 g。

9.通鼻清肺汤

苍耳子、白芷、薄荷、黄芩、蝉蜕、石菖蒲、辛夷花、皂角刺、桔梗、生甘草、鱼腥草,白花蛇舌草、瓜蒌为基本方,随证加减。每天 1 剂,水煎频服。4 周为 1 个疗程。若确诊为鼻窦炎者加抗生素治疗 4 周,并予糠酸莫米松鼻喷剂联合治疗;确诊为变应性鼻炎者予鼻喷糖皮质激素及抗组胺药联合治疗。治疗 4～8 周,治愈40 例,显效 9 例,好转 5 例,无效 2 例。总有效率为 96.43％。

10.止咳鼻敏散

由吴氏《温病条辨》之桑杏汤与《世医得效方》之玉屏风散合苍耳子散为基础化裁而成,治疗过敏性鼻炎致久咳不愈,诸方合用宣肺开窍,祛风止咳。

11.通窍止咳汤

通窍止咳汤(白芷、苍耳子、辛夷、黄芩、藿香、桔梗、稻香陈、皂角刺、地龙)加减口服,症状改善后加玉屏风散调理善后,并配合香丹注射液经皮穴位离子导入,治疗小儿鼻后滴漏综合征引发咳嗽总有效率为94.4%。通窍止咳汤寒温并用,运用"实则泻之虚则补之,损则益之"的原则,随症加减治疗,使浊邪祛,清阳得升,清窍自利。

(三)中药成药

1.鼻渊舒

由柴胡、黄芩、木通、黄芪、细辛、苍耳子、辛夷等构成的纯中药制剂,治疗慢性鼻窦炎所致顽固性咳嗽,效果满意。临床观察表明,鼻渊舒能迅速减轻鼻黏膜充血肿胀,改善鼻腔的通气引流,解除鼻塞,减少脓性分泌物,恢复鼻腔及鼻窦的生理功能。这就从根本上解除了鼻腔的阻塞和脓性分泌物的刺激,达到祛除引起咳嗽原因的目的,故止咳效果良好,并且由于机体抗病能力的提高,既减少了反复感冒,又避免了鼻窦炎的反复发作达到标本同治的目的。

2.双黄连注射液

每千克体重用本品1 mL,加入生理盐水或5%葡萄糖注射液中,静脉滴注,每天1~2次;口服,每天3次,儿童每次20 mL,成人每次40 mL。适用于伴有感染的患者,可起到加强抗炎和抗病毒作用。

3.清开灵注射液

含牛黄、郁金、黄连、黄芩、山栀、朱砂等。每次20~40 mL加入5%葡萄糖注射液250~500 mL静脉滴注,每天1次。适用于痰瘀阻肺、表寒里热患者的辅助治疗。

(四)针灸疗法

1.主穴

丰隆(双侧)、印堂。配穴:迎香、睛明、合谷、列缺、风池、阴陵泉、足三里等,每次选3个穴。方法:患者仰卧,选用30号不锈钢毫针。丰隆,直刺1~1.5寸,行提插捻转泻法;印堂,提捏局部皮肤,向下平刺0.3~0.5寸,用泻法。留针20~30分钟。每次主穴必取,配穴可随证加取3个穴。每天1次,5天为1个疗程。用于治疗慢性鼻窦炎。

2.主穴

取迎香、攒竹、上星等。肺气虚证加风门、肺俞;肾气虚证加命门、肾俞;脾气虚证加脾俞、足三里。主穴均采用捻转泻法1分钟,以酸胀为度,配穴采用捻转补法,每次30分钟,每天1次,12次为1个疗程,疗程间隔1天,共治3个疗程。

用于治疗过敏性鼻炎,疗效佳。

(五)其他特色疗法

1.鼻腔冲洗疗法

双黄连冻干粉鼻腔冲洗法,是高雪、曲敬来教授历经 20 年成功探索出来的一种将中成药用于治疗上气道咳嗽综合征的新型鼻腔冲洗方法。该方法旨在使药物直达病所,提高临床疗效,缩短病程,减少患者的痛苦,帮助患者恢复鼻之功能。20 年来两位教授带领呼吸团队接诊了数万人次慢性鼻窦炎和鼻后滴流综合征患者,运用双黄连冻干粉剂加入 0.9%生理盐水进行鼻腔冲洗,经过大量的临床实践证明该方法是安全可靠、疗效显著、患者依从性好、可行性强的中医外治法,并成功治愈了众多患者的慢性鼻窦炎及其并发症带来的种种病症。

临床表现:鼻涕倒流,痰涕色白质黏,或黄绿如脓,或结块如胶冻状,每天十口以上,或咽干、鼻鼾、鼻窒而张口呼吸,或口臭如败卵。可伴有慢性支气管炎、支气管哮喘、肺炎、慢性阻塞性肺疾病、慢性肺源性心脏病、呼吸衰竭等。小儿可伴有腺样体肥大、扁桃体肥大。

用法与用量:0.9%生理盐水 500 mL 加双黄连冻干粉剂 1.8～2.4 g 配成溶液,行鼻腔冲洗,每天一次。

注意事项:①由于口腔通过咽鼓管与中耳相通,所以,冲洗时需要按要求进行操作,避免药水逆流入中耳内;②洗鼻时应在水池上方低头清洗鼻腔,切勿侧头;洗鼻时必须张开嘴巴呼吸,并便于使进入口腔的药液直线下流;③洗鼻药水不宜流速过大过快,以缓缓下流即可;④腺样体肥大的患儿洗鼻时要特别小心,因该疾病有些患儿炎症已经波及近中耳;⑤若因鼻腔红肿阻塞鼻腔,药水不能进入出现反流,应立即停止鼻腔冲洗;⑥寒冷季节可将溶液适度加温,避免溶液过凉引起的鼻部不适;⑦注意使用一次性洗鼻器,避免细菌滋生感染鼻腔。

2.穴位贴敷疗法

(1)天灸疗法。取穴:脾俞、肺俞、足三里(均双侧取穴)。中药:细辛、白芥子、麻黄,将其分别打成粉,过筛,按 1∶4∶3 混合均匀,加蜂蜜、水调成糊状,做成药饼敷于胶布上备用。患者取坐位,将药饼贴敷于所选穴位上,贴敷时间为 3～6 小时,每年 3 次(初伏、中伏、末伏各 1 次),连续 2 年为 1 个疗程。

(2)采用印堂穴敷贴斑蝥粉发泡疗法治疗额窦炎。治疗方法将斑蝥去翅,研末备用。用时取适量食用醋调成糊状。擦净印堂穴。胶布中间留 0.5 cm×0.5 cm 的圆孔,取斑蝥糊敷于小孔内,外用胶布贴盖。贴敷 24 小时揭去。1 周 1 次。注意观察贴敷时间和患者皮肤反应。避免应用刺激性过强的药物。

(3)隔姜灸配合(麝香、甘遂、细辛、半夏、白芥子、肉桂、沉香按比例研成细末,与姜汁调成糊状)敷贴。

3.耳穴疗法

耳穴埋豆法(取肺、内外鼻、肾上腺、内分泌、过敏区等),或取耳穴压王不留行籽(取内鼻、外鼻、咽喉、肺、肾、肾上腺、内分泌、皮质下、神门,每次5～8穴)。

4.温熨法

取辛夷、白芷、薄荷、细辛、菊花、苍耳子、生姜、葱白各适量,煎煮取液。纱布蘸取药液,选取印堂、阳白、迎香等穴位局部热敷或温熨,每天2次,每次不超过30分钟。注意药液温度不可过高,避免烫伤局部皮肤。

5.穴位埋线法

选穴:主穴:迎香、天枢、气海、足三里。配穴:肺虚感寒加肺俞,脾气虚弱加脾俞,肾阳亏虚加肾俞。操作方法:穴位用0.5%碘伏常规消毒,取一段适当长度的羊肠线放入注射针头的前端,后接针芯,用左手的拇指和食指固定拟进针穴位,右手持针对准穴位快速进针过皮肤,然后将针送至一定深度(按毫针刺法操作),得气后右手轻提针头,左手推针芯将羊肠线埋植在穴位内,出针后用消毒棉签轻压针孔止血。针刺方向与线的长度:迎香针尖向同侧鼻通穴平刺,背俞穴针尖顺经斜刺,其余穴位直刺;迎香取线长0.3～0.5 cm,其余穴位取线长1～1.2 cm。15天治疗1次,4次为1个疗程。

6.熏蒸冲洗疗法

方法:将苍耳子15 g、辛夷15 g、白芷10 g、细辛5 g、鹅不食草8 g、薄荷15 g、金银花15 g、食盐5 g、冰片2 g等药液煮沸,以鼻吸其热蒸气,药液温度下降至37 ℃,用药液冲洗鼻腔,治疗急慢性鼻炎、鼻窦炎。

7.外用药治疗

(1)复方丹参注射液行双下鼻甲黏膜下注射治疗。

(2)将中药(黄芪、半夏、白芷、甘草、防风、白术、五味子、苍耳子、细辛、薄荷)碾碎,纱布包好放在雾化器中,喷雾取嚏。

(3)鹅不食草软膏(鹅不食草粉、凡士林)入两侧鼻腔,半小时取出,1天1次,15次为1个疗程。

(4)用皂荚鼻,并用皂荚与食醋调成膏敷于迎香穴,疗效佳。

8.蜂针疗法

用蜂针,取蜂毒皮肤试验阴性者,于足三里、三阴交、曲池穴每穴用一只蜜蜂针刺,间隔3天至7天治疗1次,5次为1个疗程。

9.吹鼻(喷鼻、吸嗅)法

(1)以冰片、细辛各 3 g,丝瓜络 24 g,研成细末密封备用,纸筒纳药吹鼻治疗慢性额窦炎,疗效佳。

(2)以白芷 30 g,薄荷、苍耳子各 12 g,辛夷 10 g,樟脑、冰片各 3 g 研成细末密封备用,直接由鼻吸入,治疗鼻窦炎疗效甚好。

第七章

呼吸系统疾病的中西医结合治疗

第一节　重症哮喘的中西医结合治疗

重症哮喘是指有频繁严重急性加重(或死亡)和(或)药物不良反应和(或)慢性并发症(包括肺功能受损或儿童肺发育迟缓)的危险,可分为未治疗的重症哮喘、治疗困难的重症哮喘和治疗抵抗的重症哮喘三组。危重哮喘,致死性哮喘或危及生命哮喘,是哮喘急性发作的最严重状态,气流受限持续或迅速进展以致通气衰竭,发生高碳酸血症或有其他危及生命的表现。治疗不当,也可产生气道不可逆性缩窄,因此,合理的防治至关重要。本病的发病率,在发达国家高于发展中国家,城市高于农村。本病可参照中医哮病辨证救治。

一、疾病特征

(一)一般临床表现

1.重度哮喘

患者在休息状态下也存在呼吸困难、端坐呼吸,语言受限,常有烦躁、焦虑、发绀、大汗淋漓症状。呼吸频率常大于 30 次/分,辅助呼吸肌参与呼吸运动。双肺满布响亮的哮鸣音,脉率>110 次/分,常有奇脉。PEF 昼夜变异率>30%。吸入空气的情况下,$PaCO_2$>6.0 kPa(45 mmHg),PaO_2<6.7 kPa(50 mmHg),SaO_2<91%,pH 降低。

2.危重型哮喘

除上述重度哮喘的表现外,患者常不能讲话,嗜睡或意识模糊,呼吸浅快,胸腹矛盾运动,三凹征,呼吸音减弱或消失(沉默肺),心动徐缓,动脉血气表现为严重低氧血症和呼吸性酸中毒,提示危险征兆,患者呼吸可能很快停止,于数分钟内死亡。原因可能为广泛痰栓阻塞气道,呼吸肌疲劳衰竭,或并发张力性气胸、纵隔气肿。根据其临床特点,危重哮喘可分为缓发持续型和突发急进型两种基本类型。

(1)缓发持续型:即致死性哮喘Ⅰ型,多见于女性,占致死性哮喘的80%～85%。患者症状控制不理想,常反复发作,或长时间处于哮喘持续状态不能缓解,常规治疗效果不佳,病情进行性加重,在几天甚至几周内恶化,以迟发性炎症反应为主,病理改变为气道上皮剥脱、黏膜水肿、肥厚,黏膜下嗜酸性粒细胞浸润,黏液栓堵塞气道。

(2)突发急进型:即致死性哮喘Ⅱ型,较少见,主要发生在青壮年,尤其是男性患者。病情突然发作或加重,若治疗不及时,可于短时间内(几小时甚至几分钟内)迅速死亡,故也称为急性窒息性哮喘。以速发性炎症反应为主,主要表现为严重气道痉挛,病理变化表现为气道黏膜下以中性粒细胞浸润为主,而气道内无黏液栓。若治疗及时,病情可迅速缓解。

(二)体征

(1)哮喘急性发作时的典型体征为两肺闻及广泛的哮鸣音。

(2)呼吸频率＞30次/分,形成浅快呼吸。

(3)辅助呼吸肌活动增强,过度收缩。

(4)心率＞120次/分,但是严重的低氧血症也可损害心肌,反使心率减慢。

(5)哮喘严重发作时血压常升高,但当静脉回心血量明显减少、心肌收缩力降低时血压反会下降,因而血压降低是病情严重的指标。

(6)心排血量吸气相降低现象放大,可出现奇脉。但需注意在哮喘患者衰竭时,不能产生显著的胸膜腔内压波动也会导致压差减少,因而不出现奇脉并不总是轻症发作。

(7)不能平卧、出汗、感觉迟钝;不能讲话均提示患者处于严重状态。

二、诊疗常规

(一)诊断

(1)反复发作的哮喘病史,以及存在有上述导致哮喘严重发作持续的因素。

(2)极度呼吸困难、烦躁、端坐呼吸、不能言语或言语不连续、大汗淋漓、胸腹矛盾呼吸、发绀、嗜睡、意识模糊、心率＞120次/分或心动过缓、出现肺性奇脉、血压下降、哮鸣音可减弱甚至消失。

(3)$PaO_2 < 8$ kPa(60 mmHg),$PaCO_2 > 6$ kPa(45 mmHg),$SaO_2\% < 90\%$, pH<7.35。

（4）常规平喘治疗无效。

（二）影像学检查

胸部 X 线检查缓解期哮喘患者 X 线多无明显异常，哮喘发作时可见两肺透亮度增加，呈过度充气状态。如并发呼吸道感染，可见肺纹理增加及炎症性浸润阴影。同时要注意肺不张、气胸或纵隔气肿等并发症的存在。

（三）辅助检查

1.肺功能检查

哮喘控制水平的患者其肺通气功能多数在正常范围。在哮喘发作时，由于呼气流速受限，表现为第一秒用力呼气量（FEV1）、第一秒率（FEV1/FVC％）、最大呼气中期流速（MMER）、呼出 50％ 与 75％ 肺活量时的最大呼气流量（MEF50％与 MEF75％）及呼气峰值流量（PEFR）均减少。可有用力肺活量减少、残气量增加、功能残气量和肺总量增加，残气占肺总量百分比增高。经过治疗后可逐渐恢复。肺功能检查对确诊哮喘非常有帮助，是评价疾病严重程度的重要指标，同时也是评价疗效的重要指标。哮喘患者应定期复查肺功能。日常监测 PEF 有助于评估哮喘控制程度。

2.痰嗜酸性粒细胞或中性粒细胞计数

痰嗜酸性粒细胞或中性粒细胞计数可用来评估与哮喘相关的气道炎症。

3.呼出气 NO 浓度

测定呼出气 NO（FeNO）也可作为哮喘时气道炎症的无创性标志物。痰液嗜酸性粒细胞和 FeNO 检查有助于选择最佳哮喘治疗方案。

4.变应原检查

可通过变应原（即过敏原）皮试或血清特异性 IgE 测定证实哮喘患者的变态反应状态，以帮助了解导致个体哮喘发生和加重的危险因素，也可帮助确定特异性免疫治疗方案。

（四）治疗

气道炎症几乎是所有类型哮喘的共同特征，也是临床症状和气道高反应性的基础，气道炎症存在于哮喘的各个阶段。虽然哮喘目前尚不能根治，但以抑制炎症为主的规范治疗能够控制哮喘的临床症状。哮喘应采取综合性治疗手段，包括避免接触变应原及其他哮喘触发因素、规范化的药物治疗、特异性免疫治疗及患者教育。急性发作的处理如下。

1.控制哮喘

(1)给氧:给高浓度鼻导管吸氧,以及时纠正缺氧,使 $PaO_2 > 8.0$ kPa(60 mmHg)。缺氧严重时应用面罩或鼻罩给氧。

(2)控制哮喘:急诊治疗急性哮喘主要是吸入 β_2 受体激动剂和抗胆碱能药物。气雾剂/雾化溶液最有效的颗粒大小为 $1 \sim 5\ \mu m$,更大的颗粒因沉积于口腔而无效,小于 $1\ \mu m$ 的颗粒则因太小而在气道中进行布朗运动,无法进入更小的气道。标准给药方法:①沙丁胺醇,成人每次口服 $2 \sim 4$ mg,3 次/天;或喷雾剂吸入,成人 2 喷/次,$3 \sim 4$ 次/天;②对治疗无反应或反应差者,常应用 β_2 受体激动剂有较好效果,如特布他林或肾上腺素皮下注射。

2.药物治疗

(1)糖皮质激素。①局部糖皮质激素:如用丙酸倍氯米松气雾剂,每天可吸入 $8 \sim 16$ 揿($400 \sim 800\ \mu g$),早晨应用 1 次。通过储雾罐吸入,或用碟式干粉吸入器。如用,则用 $200\ \mu g$ 的剂型,每天清晨 $2 \sim 4$ 药泡,吸入糖皮质激素气雾剂后,应用清水漱口。如全身应用糖皮质激素,则在停用全身激素后应用。②全身应用糖皮质激素:在开始时,应用泼尼松 1 周左右,每天剂量为 $1 \sim 1.5$ mg/kg,早晨 1 次或分次服用。1 周后逐渐减量,直至停用口服制剂,以吸入糖皮质激素气雾剂。

(2)β_2 肾上腺素受体激动剂:①吸入治疗。②硫酸沙丁胺醇控释片,每天 2 次,每 12 小时 1 次,每次 4 mg。

(3)色甘酸钠气雾剂:色甘酸钠气雾剂每天 4 次,每次 2 揿,吸入方法同局部糖皮质激素。

(4)茶碱缓释片:每天 2 次,如用茶碱,可按上述剂量将茶碱 1 天总量平均分为 3 次给药。应用茶碱类药物,最好进行血药浓度监测,以使血浆茶碱浓度为 $5 \sim 15\ \mu g/mL$ 为宜。

(5)细胞膜稳定剂:如用酮替芬,每次用 $0.5 \sim 1$ mg(3 岁以下用 0.5 mg,3 岁以上用 1 mg),每 12 小时用药 1 次。

3.中医治疗

(1)治疗原则:发时以邪实为主,当攻邪治标,分别寒热,予以温化宣肺或清化肃肺。久病虚实夹杂者,又当兼顾。平时以正虚为主,当扶正治本,审察阴阳,分别脏器,采用补肺、健脾、益肾等法。

(2)辨证论治。

寒哮证:症见呼吸急促,喉中哮鸣如水鸡声,呼吸急促,喘憋气逆,胸膈满闷如塞,咳不甚,痰少咳吐不爽,色白而多泡沫,口不渴或渴喜热饮,形寒怕冷,天冷或受寒易发,面色青晦,舌苔白滑,脉弦紧或浮紧。

治法:温肺散寒,化痰平喘。

选方:射干麻黄汤加减。

热哮证:症见喉中痰鸣如吼,喘而气粗息涌,胸高胁胀,咳呛阵作,咳痰色黄或白,黏浊稠厚,排吐不利,口苦,口渴喜饮,汗出,面赤,或有身热,甚至有好发于夏季者,舌苔黄腻,质红,脉滑数或弦滑。

治法:清热宣肺,化痰降逆。

选方:定喘汤加减。

喘脱危证:症见哮病反复久发,喘息鼻塞,张口抬肩,气短息促,烦躁,昏蒙,汗出如油,四肢厥冷,舌质青黯苔腻或滑,脉浮大无根。

治法:补肺纳肾,扶正固脱。

选方:回阳救急汤合生脉饮加减。

中医外治。

体针:取穴:①定喘、孔最、肾俞;②肺俞、大椎、足三里。每天取穴1组,交替使用。10~15天为1个疗程。对寒哮发作患者可即刻缓解支气管平滑肌痉挛,降低气道阻塞。

敷贴:白芥子、延胡索各21 g,细辛、甘草各12 g,每年三伏天进行穴位敷贴,3年为1个疗程。

第二节　支气管扩张的中西医结合治疗

一、概述

支气管扩张是指支气管在组织解剖结构上呈现不可复原性的扩张和变形。主要以慢性咳嗽、咳大量脓痰和(或)反复咯血为特征。除少数先天性支气管扩张外,大多继发于鼻旁窦、支气管、肺部的慢性感染及支气管阻塞等因素所致。

根据支气管扩张的临床表现,相当于中医学中的"肺痿""咳嗽""痰饮""咯血""肺痈"等范畴。本病多见于儿童和青年,往往继发于麻疹、百日咳、流行性感冒、肺炎、肺结核等病之后。在呼吸系统疾病中,其发病率仅次于肺结核。

二、病因病理

支气管扩张的发生与发展主要有以下几个方面。

(一)外邪犯肺

六淫外邪或平素嗜好吸烟,侵袭于肺,壅遏肺气,肺失宣肃,上逆生痰作咳,或咳伤肺络,致使血溢于气道,随咳而出。在六淫外伤中,尤以热邪与燥邪引起咯血之症最为多见。

(二)肝火犯肺

多因情志不遂,肝气郁结,日久则气郁化火,肝火上逆,既可煎液为痰,也易灼伤肺络;或因忽然暴怒伤肝,气逆化火,损伤肺络而出现咯血之症。

(三)肺肾阴虚

系因病久而致肾水亏虚,五行金水相生,肾水亏虚必致肺之津液亏虚,日久则肺肾之阴俱虚,水亏则火旺,以致虚火内炽,炼津成痰,甚则灼伤肺络而引起咯血。

(四)气不摄血

多因慢性咳嗽,迁延日久,又逢劳倦过度;或饮食失节,恣酒无度;或情志内伤;或外邪侵袭,更伤正气的情况下,以致正气极度虚衰,血无所主,不循经而外溢入气道,亦会出现咯血症状。

总之,本病的病理环节不外乎火、气、虚、瘀、痰。在临床上,这些病理因素常夹杂互见,且互相影响和转化,致使病情复杂难治。

三、诊断

(一)临床表现

1.病史

常有呼吸道慢性感染或支气管阻塞的病史。

2.症状

多数患者有反复咳嗽、咳痰和咯血症状。

(1)化脓性支气管扩张:继发感染时,出现发热、咳嗽加剧、痰量增多、痰黏脓样、有厌氧菌感染时可有恶臭味;痰液收集于玻璃瓶中静置后出现分层的特征:上层为泡沫,下悬脓性成分,中层为混浊黏液,下层为坏死组织沉淀物。反复感染时,往往有呼吸困难和缺氧等表现。

（2）单纯性支气管扩张：患者长期反复咳嗽、咳痰，但无明显继发感染。

（3）干性支气管扩张：患者无咳嗽、咳痰及全身中毒症状，但有反复咯血，血量不等。其病变多位于引流良好的上叶支气管。

（4）先天性支气管扩张：如卡塔格内综合征，表现为囊状支气管扩张、心脏右位、鼻窦炎和胰腺囊肿性纤维病变。

3.体征

早期或干性支气管扩张可无异常肺部体征，病变重或继发感染时常可闻及下胸部、背部固定而持久的局限性粗湿啰音，有时可闻及哮鸣音，部分慢性患者伴有杵状指（趾）。出现肺气肿、肺心病等并发症时有相应体征。

（二）实验室检查

继发感染时白细胞计数及中性粒细胞比例增加，痰涂片及培养可发现致病菌。结核性支气管扩张时痰结核菌可为阳性。

（三）特殊检查

1.影像学检查

在胸部 X 线平片上患者患侧可有肺部纹理增粗、紊乱，柱状支气管扩张典型表现为轨道征，囊状支气管扩张可见蜂窝状（卷发状）阴影，继发感染时病变区有斑片状炎症阴影，也可以出现液平，且反复在同一部位出现。肺部 CT 检查显示支气管管壁增厚的柱状扩张或成串成簇的囊状改变，已基本取代支气管造影。支气管造影可以明确支气管扩张的部位、形态、范围和病变的严重程度，主要用于准备外科手术的患者。

2.肺功能检查

其变化与病变的范围和性质有一定关系。病变局限，肺功能可无明显改变。一般而言，柱状与梭状扩张，肺功能改变较轻微；囊状扩张对支气管肺组织的破坏较严重，可影响肺功能改变。早期由小支气管阻塞而引起者，往往表现为阻塞性通气功能障碍；随着病变的加剧和小血管的闭塞，可发展至通气/血流比例失调，动静脉分流和弥散功能障碍。对有咯血的患者，肺功能检查应在血止 2 周以上，病情较为稳定时进行。

3.支气管镜检查

当支气管扩张呈局灶性且位于肺段支气管以上时，支气管镜可发现弹坑样改变，可以发现部分患者的出血部位和阻塞原因。

四、鉴别诊断

(一)慢性支气管炎

多发生在中年以上的患者,在气候多变的冬、春季节咳嗽、咳痰明显,多为白色黏液痰,感染急性发作时可出现脓性痰,但无反复咯血史。听诊双肺可闻及散在干湿啰音。

(二)肺脓肿

起病急,有高热、咳嗽、大量脓臭痰;X线检查可见局部浓密炎症阴影,内有空腔液平。急性肺脓肿经有效抗生素治疗后,炎症可完全吸收消退。若为慢性肺脓肿则以往多有急性肺脓肿的病史。

(三)肺结核

常有低热、盗汗、乏力、消瘦等结核毒性症状,干湿啰音多位于上肺局部,胸部X线片和痰结核菌检查可做出诊断。

(四)先天性肺囊肿

X线检查可见多个边界纤细的圆形或椭圆形阴影,壁较薄,周围组织无炎症浸润。胸部CT检查和支气管造影可助诊断。

(五)弥漫性泛细支气管炎

多发于40～50岁中年人,有慢性咳嗽、咳痰、活动时呼吸困难,常伴有慢性鼻窦炎,胸部X线片和胸部CT显示弥漫分布的小结节影,血清冷凝集效价增高64倍以上可确诊,大环内酯类抗生素(红霉素、阿霉素、克拉霉素、罗红霉素)治疗有效。

五、并发症

本病的并发症有肺炎、肺脓疡、肺气肿、肺心病和肺性骨关节病。

六、中医证治枢要

本病主要表现为痰热阻肺,热盛伤络,久则乃至气虚血瘀。故其治疗大法是:在急性发作阶段,以清热、排痰、止血为主;缓解阶段,则以养阴润肺、益气化瘀为主;对于温燥伤阴药物,应慎用或不用为宜。

本病多数反复咯血,故止血常是其治疗的重心。一般而言,对于支扩咯血者,采用降气止血法较为重要。因肺主气,性善肃降,气有余便是火,气降则火降,火降则气不上升,血随气行,无上溢咯出之患。

支扩咯血四季皆有,但由于季节不同,时令主气各异,且因患者素体阴阳属性各有所偏,虽同为咯血但临床脉证表现不同,因而其治法也不相同。如春季风木当令,肝气升发,平素肝郁之人,感受外邪,表现以肝旺气逆者较为多见;交秋暑热、秋燥之邪易灼伤肺津,阴亏之人感之尤甚,临床阴虚火旺者则较多见;而秋冬天气转冷,感受寒邪郁而化热,表现为肺热亢盛者颇不少见。在治疗上根据气、血、热三者的关系,热偏盛者以清肺泄热,邪去热清,妄行之血可不止而血止;偏阴虚火旺者宜以滋阴降火,阴复火降则血宁;气逆肝旺者治以平肝降气,致使气降火降,血由气摄,咯血遂愈。

七、辨证施治

(一)痰热蕴肺

主症:咳嗽胸闷,痰黄黏稠,咯血鲜红或痰中带血,或有身热,便秘溲赤。舌苔薄黄或黄腻、质红,脉弦滑数。

治法:清热泻肺,凉血止血。

处方:银翘栀芩汤加减。银花30 g,连翘15~30 g,黄芩12 g,焦山栀12 g,丹皮9 g,花蕊石12 g,白茅根30 g,七叶一枝花15 g,天葵子15 g,金荞麦根30 g,仙鹤草30 g,桑白皮12 g。

阐述:方中银花、七叶一枝花、天葵子、金荞麦根具有较强的清热解毒、抗感染作用。如痰及呼气有臭味,痰培养有铜绿假单胞菌或厌氧菌感染时,可加用白毛夏枯草15 g或鱼腥草30 g;咳痰不爽和气息粗促时,酌用桔梗9~15 g、葶苈子12 g;如咯血量多难止者,可加十灰散10 g,分2次/天冲服。本方组合意在直折病势,但药性多偏于寒凉,对脾胃虚弱的患者,必要时可酌减剂量,或稍佐健脾和胃之品,如鸡内金、炒麦芽、法半夏、薏苡仁、陈皮等。寇焰等应用自拟清热凉血止血中药汤剂辨证论治,以2周为1个疗程观察疗效,结果能有效止血和缓解临床症状,总有效率达93.33%。

(二)肝旺气逆

主症:咳嗽阵作,胸胁苦满或隐痛,咯血鲜红,心烦易怒,口苦而干,咳时面赤。舌质红,苔薄黄,脉弦数。

治法:清肝泻肺,降气止血。

处方:旋覆代赭汤合泻白散、黛蛤散加减。旋覆花(包)12 g,代赭石30 g(先煎),甘草6 g,桑白皮12 g,黄芩12 g,焦山栀12 g,姜半夏9 g,藕节9 g,丹皮12 g,黛蛤散(包)12 g,仙鹤草30 g,夏枯草12 g,花蕊石12 g(先煎)。

阐述:本型患者多有心情不舒、情志郁怒等诱因,发病时间可在春升阳动季节。临床上常须肺肝同治,目的在于清肝以平其火,降气以顺其肺,凡属肝旺气逆而致咯血者均可用此组方治疗。如胸痛胁胀明显者,加瓜蒌皮 15 g、广郁金 10 g;大便干结者,加生大黄 10 g;少寐者加夜交藤 30 g、合欢皮 15 g;口干咽燥明显者,宜加鲜石斛 30 g、玉竹 15 g 或羊乳 30 g。

(三)气虚失摄

主症:长期卧床不起,体质较为虚弱,久咳不已,痰中带血,或纯咯鲜血,并伴有神疲乏力,头晕气喘,心慌心悸。舌质淡胖,苔白,脉细弱无力等。

治法:益气摄血,宁络止咳。

处方:参冬饮、牡蛎散、宁血汤合方化裁。党参 15～30 g,黄芪 30 g,麦冬 12 g,牡蛎 30 g(先煎),川贝母 9 g,杏仁 9 g,阿胶 15 g(烊冲),北沙参 30 g,仙鹤草 30 g,旱莲草 15 g,生地黄 30 g,白茅根 30 g。

阐述:气虚失摄型支气管扩张咯血临床虽为少数,但往往是病情较为深重且易于发生变证的患者,治疗常须大剂量参芪等益气药并用,方能起到摄血止血的功能。若忽然出现大量咯血、汗出、肢冷、脉微欲绝者,乃属气虚血脱之危候,此时可用独参汤投治,以别直参 10 g 左右煎汤立服,常可见效。待血止及病情稳定时再以益气养血、润肺止咳善后。也可以上方为基础,加上一些健脾理气、凉血活血药,制成膏剂长服,这有助于提高机体免疫功能,增强抵御外邪的能力,减少或抑制支气管扩张和咯血的复发。

(四)阴虚肺热

主症:咯血停止,但常咳嗽、少痰,或见气短、盗汗、低热,胸膺不舒,口舌干燥,五心烦热。舌质偏红黯,苔薄少或乏津,脉弦细带数。

治法:益气养阴,清肺化瘀。

处方:生脉散合百合固金汤加减。太子参 30 g,麦冬 12 g,五味子 6 g,生地黄 15 g,熟地黄 15 g,百合 12 g,当归 12 g,绞股蓝 15～30 g,川贝母 9 g,甘草 6 g,玄参 12 g,丹皮 12 g,赤芍 12 g。

阐述:此多见于支气管扩张症状的缓解阶段。本方以生脉散益气养阴,用百合固金汤清肺润燥。加上当归、赤芍、丹皮、川贝等药,既可化瘀,又可止咳;如有脾胃虚弱,运化不及,食欲较差者,可减去方中滋腻之药,加用怀山药 15 g、鸡内金 10 g、谷麦芽各 12 g、薏苡仁 15～30 g 以健脾助运;有明显低热,不一定属阴虚内热,大多数常是由于感染未能控制的缘故,若处理不当,往往有可能再度出现急性复发。因而,有时须选用鱼腥草 30 g、七叶一枝花 15 g、金荞麦根 30 g、虎杖 30 g 等清热解毒类药以控制感染。但要注意的是,若低热确属阴虚所致者,则可酌用银柴胡 9 g、地骨皮 15 g、白薇 9 g 等清虚热类药进行治疗。曹世宏教授根据多年临床经验创立以具有养阴润肺、清热化痰、凉血行瘀的"支扩宁合剂",临床实践证明支扩宁合剂治疗可以明显降低患者白细胞及中性粒细胞总数,减少致炎性细胞因子 IL-8 和 TNF-α 的释放,对中性粒细胞弹性蛋白酶有较好的抑制作用,其治疗组有效率 93.33%。

八、特色经验探要

(一)关于"清法"的临床应用

"清法"是中医临床应用于治疗热证以清除热邪的一种重要的治法。"清法"所用的药物,目前常用的分类法大致有两种:一是根据其功能分为清热泻火类药、清热凉血类药、清热解毒类药和清热燥湿类药等四种;其次是按其性味分为苦寒清热类药、甘寒清热类药及咸寒清热类药三种。多年的实践表明,支气管扩张的病理基础多为阴虚肺热或痰火互结,如因外邪诱发而引起急性发作者,其临床表现一般为实热证,此时常须应用苦寒类药以清热泻火;邪热过甚而致肺气不通者,还可兼用清热通里的大黄等药;若热伤血络,迫血妄行而出现咯血症状者,则宜酌用凉血止血及清热生津之品。但应指出的是,苦寒泻火药和清热通里药过量或久用有败胃伤脾之弊;尤其对久病及脾胃虚弱者,攻伐太过有时会导致水与电解质紊乱的可能,故使用这类清热祛邪药,则宜中病即止。此外,对伴有副鼻窦炎和支气管哮喘的支气管扩张患者,在原有"清法"的基础上适当加用透窍和平喘类药物,对提高其临床疗效可能会起到较好的作用。

至于表现为虚热证者,大多见于支气管扩张的稳定阶段。此时,阴虚内热的矛盾较为突出,但也可能存在有余邪未尽的情况,除应用益气养阴药外,选用一些甘寒清热药相配伍,对生津润肺以加强清其虚热不无裨益。这类药物虽可长用,但也须警惕滋润太过而引起助湿碍脾的弊端,因而使用时间过久时,酌加理气悦脾药,实属必要。

(二)关于炭药止血的临床运用

炭药首载于《黄帝内经》。自元代葛可久《十药神书》中提出"红见黑则止",一直是中医创制和临床应用炭药止血的理论指导。中药制炭为黑色,是否均能止血?止血中药是否均需制炭?近年的研究认为,大多数止血中药制炭后确有增强止血的作用,如槐米、蒲黄、贯众、茜草等,制炭之后可使出血及凝血时间明显缩短,一些炭药不仅止血效果增强,而且其他方面的作用亦多优于生品,如地榆炭不但收敛止血功效增强,且其抑菌抗感染症及促进病灶吸收等方面的作用均远胜于生品;另有一些原不具有明显止血作用的中药经制炭后也能产生止血效果,如棕榈、荆芥、血余(头发)等,制炭后则能产生良好的止血作用;但也有少数中药制炭后止血作用反而下降者,如当归、旱莲草、侧柏叶、鸡冠花等。由此可见,绝非一切中药制炭后均能达到止血,也并不全与前人"红见黑则止"的理论观点相吻合。至于炭药的止血机制,现代药理实验结果认为其作用往往是多环节、多通道的,据不少学者推测此可能与钙离子、鞣质、微量元素及其他尚未清楚的止血成分有关。

在临床上,支气管扩张所引起的咯血是最常见的血证之一,应用炭药治疗也一直为历代医家所推崇。但本症咯血的原因很多,有寒有热,有虚有实,证候表现也各有不同,因此必须在辨证的基础上,积极吸取现代的研究成果和治疗经验,根据其不同的证型,分别采用具有相应止血作用的炭药,使之能发挥出较佳的止血效果。

(三)关于膏方的应用

膏方是中医的一种重要剂型,具有祛病强身、延年益寿的独特功效。主要适用于久病体虚和伴有慢性疾病而影响气血生化、流通或导致脏腑功能失调者的治疗。其优点较多,不仅药味适口、服用方便,而且药效长而持久,并能起到健脾益气,滋养肺肾的良好作用,同时膏方适应性广,长期服用无明显不良反应,因而深受病家欢迎。多年的临床实践已充分证明,对于长期反复发作的支气管扩张及伴有咯血的患者,采用膏方治疗尤为适宜。

此外,如无条件制膏者,也可用现成中药膏剂调治,如琼玉膏、二冬膏、枇杷膏,这类清淡之"素膏"具有滋润脏腑之功,却滋而不黏、润而不滞。若用滋而补虚、润而泽脏的阿胶、鳖甲胶、鹿角胶及水陆二仙胶等"荤膏"。由于虑其有胶而碍滞之弊,故用之须注意三点:一是掌握调补与病邪的关系,即攻三补七,还是补三攻七,过于滋腻反而达不到调补的目的;二是"荤膏"初宜量少,或逐年添增,使机体对胶滋膏药有一个适应过程;三是应与疏调气机的中药同用。总之,膏方的调补,以不妨碍祛除病邪,协调脏腑的作用为要。

(四)关于药物穴位注射疗法

近年,周佐涛等对支气管扩张伴咯血患者应用鱼腥草注射液 4 mL 于双侧孔最穴进行注射,每天 1 次,连续 7 天,先后共治疗 49 例患者,其总有效率为

93.88％。因而认为,药物穴位注射治疗支气管扩张咯血有较好的近期效果,不良反应少,且经济方便,可作为本症的辅助疗法而予以研究和推广。

九、西医治疗

(一)控制感染

急性发作阶段应积极使用足量抗生素控制感染,同时应根据革兰染色或细菌培养及药敏试验来选择有效抗生素的使用,甚至考虑支气管镜取标本。支气管扩张由于能致病的病原菌种类多、耐药菌的存在、肺结构破坏等因素造成抗生素选择复杂。常见病原菌为流感嗜血杆菌、肺炎链球菌或口腔混合菌群,可选用氨苄西林、羟氨青霉素或复方新诺明。出现金黄色葡萄球菌可选用耐酶青霉素类或头孢菌素类,囊性纤维化或囊状支气管扩张患者急性发作时,铜绿假单胞菌往往是主要致病菌,通常需要联合用药。耐药假单胞菌可使用具抗假单胞菌活性的 3 代头孢菌素如头孢他啶(1～2 g 每次,每天 2～3 次)、头孢哌酮(1 g 每次,每天 2～3 次)等联合具抗假单胞菌的氨基糖苷类,如阿米卡星、妥布霉素或西索米星等,或选用亚胺培南西司他丁(1.0～1.5 g/d,分 2～3 次静脉滴注),或选 β-内酰胺酶抑制剂的抗生素如替卡西林/克拉维酸、头孢哌酮/舒巴坦(6～9 g/d,分 2～3 次静脉滴注)、哌拉西林/他唑巴坦(9～13.5 g/d,分 2～3 次静脉滴注)等。必要时联合具抗假单胞菌的氨基糖苷类。一般持续用至体温正常,痰量明显减少后1 周左右,缓解期不用抗生素。

对重症患者一般需静脉用药,雾化吸入抗生素如庆大霉素 3 天能减少痰量,使痰液稀释,从而改善肺功能,用大环内酯类药物如阿奇霉素 500 mg,每周 2 次,连用 6 个月能显著减少急性发作次数,改善机体免疫调节能力。而伊曲康唑可用于变应性支气管肺曲霉病(ABPA)的治疗。

(二)促进排脓

1.体位引流

根据病变部位采取不同体位,将患肺位置抬高,使被引流的支气管开口朝下。同时,可嘱患者作深呼吸及咳嗽,并帮助拍背,以促使痰液之流出。但对于体质十分虚弱及伴有严重心肺功能不全或大咯血的患者则应慎用。

2.祛痰剂

溴己新 16 mg,每天 3 次,口服;或化痰片 0.5 g,每天 3 次,口服;或氯化铵甘草合剂 10 mL,每天 3 次,口服;或氨溴索片 30 mg,每天 3 次口服;或吉诺通胶囊300 mg,每天 3 次餐前口服;必要时应用氨溴索注射液静脉注射。

3.支气管扩张剂

部分患者存在支气管反应性增高或炎症的刺激,可出现支气管痉挛,影响痰液排出,故可用雾化吸入异丙托溴铵及特布他林等,或口服氨茶碱 0.1 g,3～4 次/天以助化痰。

4.支气管镜吸痰

如果体位引流痰仍难排出,可经支气管镜吸痰,以及用生理盐水冲洗稀释痰液,也可局部注入抗生素。

(三)咯血的处理

1.中等量至大量咯血者的治疗

立即用垂体后叶素 5～10 单位加入 25％葡萄糖注射液 20～40 mL 中缓慢静脉注射(10～15 分钟注完),注射完毕后则以 10～20 单位加入 10％葡萄糖注射液 250～500 mL 中静脉滴注 10～20 滴/分维持。注射本药时,患者宜取卧位,以免引起晕厥;对伴有严重高血压、冠心病、心力衰竭及妊娠的患者,需禁用本药治疗。若在用药过程出现血压升高、胸闷不适等表现时则需同时加用硝酸甘油以控制血压及改善心脏供血。

对垂体后叶素禁忌者,可用 0.5％普鲁卡因溶液 10～20 mL 加 50％葡萄糖注射液 20 mL 缓慢静脉注射或 0.5％普鲁卡因溶液 60 mL 加 5％～10％葡萄糖注射液 500 mL 进行静脉滴注,每天 1～2 次。使用本药止血者宜先做皮试,并须缓慢注射;若注射过快,可致头晕、灼热、全身不适、心悸等不良反应;同时,用量也不宜过大,否则可引起中枢神经系统的毒性反应。

对支气管动脉破坏造成的大咯血经药物治疗无效时可考虑采用支气管动脉栓塞法。

2.少量咯血者的治疗

可选用卡巴克络 5～10 mg 肌内注射,每天 2～3 次,出血缓解后改为口服 2.5～5.0 mg 每次,每天 3 次;或酚磺乙胺 2～4 g 加入 5％～10％葡萄糖注射液 500 mL 静脉注射,每天 1～2 次;或氨甲苯酸0.1～0.3 g加入 5％～10％葡萄糖注射液 500 mL 静脉注射,每天 2～3 次;或巴曲酶 1 kU 静脉注射或皮下注射。

3.窒息的抢救

立即将患者头部后仰,头低脚高,使躯体与床呈 40°～90°,拍击背部,并迅速吸出气道内的血块。必要时应及时作气道插管或气管切开,呼吸皮囊或呼吸机辅助通气。

(四)外科手术治疗指征

(1)症状明显,病变局限于一叶或一侧肺组织,而无手术禁忌证者。

(2)反复大咯血的患者,如果经内科保守治疗无效而危及生命者,可紧急手术治疗。

(3)如两侧支气管扩张,但主要病变集中在一个肺叶,全身状况和心肺功能良好者,为改善症状,也可考虑进行肺叶切除。但是对两侧广泛支气管扩张或年老体弱、心肺功能不全者不宜手术治疗。

十、中西医优化选择

支气管扩张的治疗重点是控制感染、排痰及止血,同时要预防和减少其复发。

对于支气管扩张的急性发作阶段,西医治疗的明显优势是能多途径给药,经过药敏试验所选择的抗生素能较有效地控制感染;一旦出现水、电解质紊乱,则能及时地进行输液及纠正水、电解质失调;中度、重度咯血者,其止血效果较快而可靠;因血块堵塞气管而引起窒息时,可及时作气管插管或气管切开。但过多地应用抗生素,往往易产生胃肠功能失调,出现细菌的耐药性或二重感染,甚至有时会发生变态反应。近几年来,中西医结合的临床和实验研究的结果证明,多数抗生素只有抑菌及杀菌作用,对由细菌所产生的毒素,特别是革兰阴性杆菌溶解后产生的内毒素所引起的毒血症状,抗生素无拮抗作用。诚然,中医临床所常用的清热解毒类药物,虽然抑菌和杀菌的效果不强,但却能增强机体的非特异性免疫功能、促进排痰及不同程度拮抗内毒素的良好作用。为达到治"菌"、治"毒"、治"痰",此时,使用中西两法进行治疗,这时加强控制感染、改善全身中毒症状和缩短疗程,无疑会起到较好的作用。此外,在止血方面,中西医也各有长处和短处。一般来说,中、重度咯血西药常为首选,但如效果不大或有严重并发症时,结合中医药治疗有助于巩固和提高疗效,此为优点;轻度咯血则可先选中医药治疗,多数效果显著,由于是辨证用药,其作用不纯是止血,而且还可能具有通调气血及改善肺微循环等多种作用。

随着症状的缓解,如何防止其再度发作,中医治疗则大有作为。根据本病气阴两虚及瘀热内伏于肺的病理特点,采用益气养阴为主,清肺化瘀为辅;或对于反复发作、病程较长,发展至由肺及脾及肾或阴损及阳时,则治疗应予以健脾益胃,重点是调整阴阳、旺盛生化之源,特别是由于长期间断性咯血或大咯血之后体虚未复及出现贫血征象者,本法尤为适用。本病的治疗也与慢性支气管炎、阻塞性肺气肿和支气管哮喘等呼吸系统疾病一样,总的法则是"急则治标""缓则治本",只是在病情稳定时治疗有所区别,即前者着重于补阳,后者偏重于补阴而已。方剂可选用十全大补汤合麦味地黄汤及酌加冬虫夏草、巴戟天、杜仲、菟丝子、百合、北沙参等进行治疗;若须长期服用,则宜选用膏方剂型较为妥当。

十一、饮食调护

首先要戒烟,以减少烟雾刺激呼吸道;对酒类、辛辣等刺激性较强的食物也要适当加以控制;同时要避免暴饮暴食,因不适当的饮食可导致痰湿内生,对呼吸道来说是一大忌;此外,患者平素饮食以清淡甘凉为主,多食蔬菜、水果或常食绿豆、苡仁等偏凉性食物。

第三节　肺间质纤维化的中西医结合治疗

一、概述

肺间质纤维化(pulmonary interstitial fibrosis,PIF)是由已明或未明的致病因素通过直接损伤或有免疫系统介入,引起的肺泡壁、肺间质的进行性炎症,最后导致肺间质纤维化。常见的已知病因为有害物质(有机粉尘、无机粉尘)吸入,细菌、病毒、支原体的肺部感染,致肺间质纤维化药物的应用,以及肺部的化学、放射性损伤等。未明病因则称为特发性间质性肺炎(idiopathic interstitial pneumonia,IIP),可分6种亚型,其中以特发性肺间质纤维化为最常见。此外,还继发于其他疾病,常见的有结缔组织病、结节病、慢性左心衰竭等。

PIF的临床表现均因病变累及肺泡间质而影响肺换气功能,故引起低氧血症的临床表现,有病因或有原发病的PIF应归属原发病中介绍,故本文仅介绍病因未明的PIF即IIP。

中医古籍中无本病病名,有关本病的认识,散见于肺痿、肺胀、上气、咳喘、胸痹、肺痨、虚劳等病证的记载中。

二、病因病理

肺为五脏六腑之华盖,肺气与大气相通,肺气通于鼻,在空气中的有机粉尘、无机粉尘(二氧化硅)、石棉、滑石、煤尘、锑、铝及霉草尘、蔗尘、棉尘、真菌、曲菌、烟雾、气溶胶、化学性气体及病毒、细菌等,经鼻咽部吸入肺中,肺为娇脏,受邪而致发病。如宋代孔平钟《孔氏谈苑》曰:"贾谷山采石人,末石伤肺,肺焦多死"。

气候急剧变化也是本病致病原因。节气应至而未至,干燥寒冷或闷热潮湿的气候变化常使人有"非时之感"或温疫之邪相染,经口鼻而入,首先犯肺而致病。

皮毛者,肺之合也,肺主皮毛。风、寒、燥、暑之邪常在肌表皮毛汗孔开泄,卫气不固之时侵袭人体。许多农药、除草剂等有毒物质经皮肤吸收入血液中,"肺朝百脉",直接损其肺脏而发病。

肺与其余四脏相关作用,心肝脾肾有病,或受邪时亦可损于肺而发病。如有毒农药、细胞毒性药物、免疫抑制剂、磺胺类、神经血管活性药物、部分抗生素可损伤脾之运化、肝之疏泄,致使化源不足,肺失所养而致病。其中一部分药物还可损及肾精、骨髓,使脾肾功能低下,引起骨髓造血低下,自身免疫功能异常,精血亏耗,使肺之功能异常而发病。

肾为先天之本,本病的发生与先天禀赋关系密切,已经观察到本病有家族遗传因素,具有同种白细胞抗原相对增多的特征。有人研究发现组织与细胞毒性组织特异性抗体相结合,引起细胞和组织的损伤及免疫复合物的沉着,经各种炎细胞、肺泡巨噬细胞、T淋巴细胞等免疫系统的介入,发生肺泡炎和纤维化的形成。而以上这些免疫异常的形成与个体素质、先天禀赋有着内在的密切关系。本病病理主要有燥热、痰瘀、痰浊及津亏。

(一)燥热伤肺

多见于先天禀赋不足,肾气亏虚者。因吸入金石粉尘及有毒物质,常以其燥烈之毒性直接伤及肺脏本身,"金石燥血,消耗血液"(李木延),除伤其阴津外,由于气道干燥,痰凝成块不易咳出而郁于内,生热生火。又因先天肾亏,阴津不能蒸腾自救,燥痰郁阻更伤于肺。故见干咳、喘急、低热、痰少、胸闷诸症,劳作时则更剧。

(二)气亏津伤

气根于肾主于肺,肾气亏虚而气无所根,燥热伤肺,肺气不足而气无所主。肺肾气虚而不能保津,阴津亏耗,精液枯竭又不能养气,气亏津伤而肺脏失养,纤维增生或缩小而成肺痿,或膨胀而为肺胀。肺肾皆虚,呼气无力,吸气不纳,故胸闷气急,呼吸浅促,口咽干燥,舌红苔少,脉细弱而数。

（三）痰瘀互结

肺气亏虚则血行无力，阴虚血少则血行涩滞，故气滞血瘀。肺肾亏虚，脾失肺之雾露、肾之蒸腾，输布津液上不能及肺，下不能与肾，津液停聚，燥邪瘀热，煎熬成痰，痰阻脉络，使瘀更甚，痰瘀互结，故唇舌色黯，手足发绀，痰涎壅盛而气息短促。

（四）痰浊内盛

久病脾肾亏虚，以致饮停痰凝，痰湿内聚，脉道受阻，肺气不达，不能"朝百脉"升清降浊，血气不能相合，脏腑失养，五脏衰竭，清气不得升，浊气不得降，故喘满、气急、发绀、烦躁，痰盛甚者，阳衰阴竭，痰浊内阻，清窍不明，气阴两衰，内闭外脱。

三、诊断

（一）临床表现

1.症状

IIP 均为病因不明，以进行性呼吸困难，活动后加重为其临床特征。急性型常有发热、干咳、起病后发展迅速的胸闷、气急，类似 ARDS 的病情，1～2 周即发生呼吸衰竭，1～2 个月可致死亡。慢性型隐匿起病，胸闷、气短呈进行性加重，初期劳累时加重，后期则静息时亦然。病程常数年。当继发感染后则咳吐痰液、喘急、发热、或导致呼吸衰竭。

2.体征

呼吸急促、发绀、心率快，两肺底听及弥漫性密集、高调、爆裂音或有杵状指。慢性型可并发肺心病，可有右心衰竭体征，颈静脉充盈，肝大、下肢水肿。

（二）辅助检查

1.肺活检

可采用纤维支气管镜进行肺活检。本病初期病变主要在肺泡壁，呈稀疏斑点状分布；增生期则肺组织变硬，病变相对广泛；晚期肺组织皱缩实变，可形成大囊泡。

2.胸部 X 线检查

早期可无异常，随病变进展肺野呈磨砂玻璃样，逐渐出现细网影和微小结节，以肺外带为多，病变重时则向中带、内带发展。且细网状发展为粗网状、索条状，甚至形成蜂窝肺，此期肺容积缩小，膈肌上升，可并有肺大疱。

3.肺功能检查

呈限制性通气功能障碍,肺活量下降,弥散功能减退,$P_{(A-a)}O_2$ 增大,低氧血症,运动后加重,早期 $PaCO_2$ 正常或降低,晚期可增加。

4.血气检测

IIP 主要表现为低氧血症,或并有呼吸性碱中毒,PaO_2、$SaO_2\%$ 降低的程度和速度与病情严重程度呈正相关,可作为判断病情严重程度、疗效反映及预后的依据。

(三)临床诊断要点

1.临床表现

(1)发病年龄多在中年以上,男:女≈2:1,儿童罕见。

(2)起病隐袭,主要表现为干咳、进行性呼吸困难,活动后明显。

(3)本病少有肺外器官受累,但可出现全身症状,如疲倦、关节痛及体重下降等,发热少见。

(4)50%左右的患者出现杵状指(趾),多数患者双肺下部可闻及湿啰音。

(5)晚期出现发绀,偶可发生肺动脉高压、肺心病和右心功能不全等。

2.胸部 X 线片(高千伏摄片)

(1)常表现为网状或网状结节影伴肺容积减小。随着病情进展,可出现直径多在 3~15 mm 大小的多发性囊状透光影(蜂窝肺)。

(2)病变分布多为双侧弥漫性,相对对称,单侧分布少见。病变多分布于基底部、周边部或胸膜下区。

(3)少数患者出现症状时,胸部 X 线片可无异常改变。

3.高分辨 CT(HRCT)

(1)HRCT 扫描有助于评估肺周边部、膈肌部、纵隔和支气管-血管束周围的异常改变,对 IPF 的诊断有重要价值。

(2)可见次小叶细微结构改变,如线状、网状、磨玻璃状阴影。

(3)病变多见于中下肺野周边部,常表现为网状和蜂窝肺,亦可见新月形影、胸膜下线状影和极少量磨玻璃影。多数患者上述影像混合存在,在纤维化严重区域常有牵引性支气管和细支气管扩张,和(或)胸膜下蜂窝肺样改变。

4.肺功能检查

(1)典型肺功能改变为限制性通气功能障碍,表现为肺总量(TLC)、功能残气量(FRC)和残气量(RV)下降。一秒钟用力呼气容积/用力肺活量(FEV_1/FVC)正常或增加。

（2）单次呼吸法—氧化碳弥散（DLCO）降低，即在通气功能和肺容积正常时，DLCO 也可降低。

（3）通气/血流比例失调，PaO_2、$PaCO_2$ 下降，肺泡-动脉血氧分压差$[P_{(A-a)}O_2]$增大。

5.血液检查

（1）IPF 的血液检查结果缺乏特异性。

（2）可见红细胞沉降率增快，丙种球蛋白、乳酸脱氢酶（LDH）水平升高。

（3）出现某些抗体阳性或滴度增高，如抗核抗体（ANA）和类风湿因子（RF）等可呈弱阳性反应。

6.组织病理学改变

（1）开胸/胸腔镜肺活检的组织病理学呈 UIP 改变。

（2）病变分布不均匀，以下肺为重，胸膜下、周边部小叶间隔周围的纤维化常见。

（3）低倍显微镜下呈"轻重不一，新老并存"的特点，即病变时相不均一，在广泛纤维化和蜂窝肺组织中常混杂炎性细胞浸润和肺泡间隔增厚等早期病变或正常肺组织。

（4）肺纤维化区主要由致密胶原组织和增殖的成纤维细胞构成。成纤维细胞局灶性增殖构成所谓的"成纤维细胞灶"。蜂窝肺部分由囊性纤维气腔构成，常常内衬以细支气管上皮。另外，在纤维化和蜂窝肺部位可见平滑肌细胞增生。

（5）排除其他已知原因 ILD 和其他类型的 IIP。

四、鉴别诊断

（一）嗜酸性粒细胞性肺疾病（eosinophilic lung disease，ELD）

包括单纯性、慢性、热带型、哮喘性或变应性支气管肺曲菌病、过敏性血管炎性肉芽肿、特发性嗜酸细胞增多综合征等类型，影响多为肺实质嗜酸细胞癌浸润，部分并有肺间质浸润征象，亦常为弥漫性阴影故需鉴别，主要依据 ELD 的临床病情和周围血 BAL 中嗜酸性粒细胞增加＞10％。

（二）变应性肺炎（HP）

HP 的影像亦为弥漫性肺间质炎、纤维化征象，其和 IIP 影响相似，不能区别，主要依据 IIP 病因不明，HP 则有变应原（如鸟禽、农民肺等）接触，BAL 中淋巴细胞增高（常至 0.3～0.7），治疗需脱离变应原接触，否则 GC 不能阻止病情。

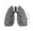

（三）郎格罕组织细胞增多症（LCH）

以往称为肺嗜酸细胞肉芽肿、组织细胞增多症，好发于中青年，累及肺者为 LCH 细胞浸润，发病过程可分为三期：细胞期（细胞浸润），增殖期（肺间质纤维化）、纤维化期（细支气管阻塞形成囊泡），肺影响呈弥漫性，早期为小结节，继之纤维化和囊泡，胸部 X 线片特征为常不侵犯肋膈角部位。其和 IIP 的鉴别为 LCH 具有弥漫性囊泡的特征。

（四）肺结节病

肺结节病可分为 4 期。Ⅰ期肺门、纵隔淋巴结肿大，Ⅱ期淋巴结肿大并间质性肺炎，Ⅲ期肺间质纤维化，Ⅳ期蜂窝肺。Ⅱ、Ⅲ、Ⅳ 期时需和 IIP 鉴别，常依据结节病有Ⅱ、Ⅲ、Ⅳ期相应的影像发展过程，有时需依据病理。

（五）结缔组织病

类风湿关节炎，进行性系统硬化症、皮肌炎和多发性肌病、干燥综合征等为全身性疾病，可伴有肺间质纤维化。可依据结缔组织病的临床表现如关节畸形、皮肤肌肉炎症、口腔干燥等病情和相应的自身免疫抗体相鉴别。

（六）药物性肺间质病

抗肿瘤化疗与免疫抑制剂如博莱霉素、氮芥类、百消安、环磷酰胺、甲氨蝶呤、巯基嘌呤、丝裂霉素、甲基苄肼等均可引起肺间质病变。苯妥英钠、异烟肼、肼屈嗪当引起不良反应时可伴有肺间质损害。胺碘酮、呋喃妥因、青霉胺等也可引起肺间质病变，可依据有关应用药物史作鉴别。

（七）尘肺

石棉肺是因吸入多量石棉粉尘引起广泛弥漫性肺间质纤维化及胸膜增厚。痰内和肺组织中可查到石棉小体。矽肺是因吸入多量游离二氧化硅粉尘、煤尘引起，影响以结节性肺纤维化为特征。均有职业接触史为特点。

五、并发症

本病常因呼吸不畅引起阻塞性肺气肿和泡性肺气肿，甚至发生气胸。合并慢性感染时易形成阻塞性肺炎、支气管扩张、慢性肺化脓症。累及胸膜时常有胸膜增厚，随病情进展可导致肺心病。合并肺癌者也不少见，多发于明显纤维化的下叶，多为腺癌、未分化细胞癌及扁平细胞癌。

六、中医证治枢要

(一)首辨气阴亏虚、五脏气衰

本病以本虚为其病理基础,急进型多以气阴两亏并见,阴亏甚者必耗其气,气虚者必伤其阴,益气养阴为急重型治疗大法,非益气不能统摄阴津,不保阴津血液而气无所主。病缓者应辨其五脏虚损,初病者胸闷、气短、咽干口燥、纳少腹胀、汗出量多,病属脾肺气虚。病久者胸闷如窒,胸痛彻背,胸胁疼痛,口苦烦躁,目眩耳鸣,心悸不寐,腰膝酸软,则以心、肝、肾亏虚多见。

(二)明辨在气在血,掌握轻重缓急

本病虽与外感疾病不同,但多数也有先入气分,后入血分,新病在气,久病入血的规律。但急重型(急性间质性肺炎)发展迅速,症状明显,患者多痛苦异常,胸闷如窒,行走气短,口干咽燥,乏力汗出,这时治疗非常关键,应早期配合应用西药肾上腺皮质激素,用大剂的益气养阴之品,有效地控制病情发展,不然病情会迅速恶化,导致功能衰竭。但对缓进型患者,养阴补血、滋填肝肾、化瘀祛痰为治疗大法,对中型、轻型患者,单纯中药治疗往往有效,但要以症状、体征、肺功能的客观指标为依据,密切观察病情,必要时仍需中西医结合治疗。

(三)急以养阴清热,缓以活血化瘀

重症患者以痰、瘀、热毒为标,以气阴两亏为本。邪毒甚者,可用银花、连翘、蒲公英、生地、沙参、黄芩、丹参、栀子、芦根、玄参、柴胡、陈皮、川贝、浙贝、桔梗、甘草。气阴两亏为主者则投人参、西洋参、童参、麦冬、沙参、五味子、生地、川贝、陈皮。缓进期气虚津亏血瘀,应重在益气活血化瘀,在辨证治疗基础上加入丹参、当归、生地、赤芍、桃仁、红花等。

七、辨证施治

适用于各种病因及病因不明所致的肺间质纤维化及肺泡炎的治疗。

(一)肺阴亏虚,燥热伤肺

主症:干咳无痰,胸中灼热、紧束感、干裂感,动则气急,胸闷,胸痛,乏力,气短,或有五心烦热,夜不得寐,或有咽干口渴,唇干舌燥。舌红或舌边尖红,苔薄黄而干或无苔,甚者舌红绛有裂纹,脉细或细数。

治法:益气养阴,止咳化痰。

处方:五味子汤。红参12 g(慢火单炖1小时),(或党参、北沙参各30 g)麦冬15 g,五味子9 g,川贝母12 g,陈皮6 g,生姜3片,大枣3枚。

阐述:本证是本类疾病最常见的临床证候,可见于本病的各种临床病种,以肺阴亏虚为主要病理机制,投以五味子汤养阴止咳化痰,既顾其阴虚之本,又兼管其干咳之症。若舌红苔少或无苔干裂者,可加鲜生地 60 g、鲜石斛 30 g、肥玉竹 15 g;伴身热、咳嗽、咽干、便结者,可予以清燥救肺汤;胃中灼热、烦渴者,予沙参麦冬汤;五心烦热、夜热早凉、舌红无苔者,予以秦艽鳖甲汤;伴腰膝酸软者,予以百合固金汤;如有低热干咳,痰少带血丝鲜红者,改用苏叶、黄芪、生地、阿胶、白茅根、桔梗、麦冬、贝母、蒲黄、甘草加三七粉冲服。

(二)肺脾气虚,痰热壅肺

主症:胸闷气急,发热,咽部阻塞憋闷,喉中痰鸣,咳吐黄浊痰,难以咳出,胃脘灼热,纳可。舌红苔黄厚或腻,脉弦滑数。

治法:益气开郁,清热化痰。

处方:涤痰汤加味。全瓜蒌 15 g,枯黄芩 12 g,党参 12 g,姜半夏 12 g,桔梗 12 g,云苓 15 g,橘红 12 g,贝母 12 g,石菖蒲 9 g,竹茹 3 g,甘草 3 g,生姜 3 片,大枣 3 枚。

阐述:本型多见于慢性病继发感染者,以痰热壅肺为主,故以清热化痰治疗。兼胸脘痞满者加薤白 12 g;伴呛咳、咽干,脉细数者改用贝母瓜蒌散加沙参、杏仁;伴咽部红肿者再加蝉衣、僵蚕、银花、连翘、薄荷。

(三)脾肺肾亏,痰浊内阻

主症:胸中窒闷,咳吐痰涎或痰黏难咳,脘腹胀闷,腰膝酸软,乏力,纳呆食少或腹胀泄泻。舌淡或黯红,苔白或白腻,脉滑或沉。

治法:健脾益肾,化痰止咳。

处方:金水六君煎加味。清半夏 12 g,云苓 12 g,当归 12 g,陈皮 9 g,党参 9 g,苍术 9 g,白术 9 g,紫苏 9 g,枳壳 9 g,生、熟地各 12 g,生姜(煨)3 片,大枣(擘)5 枚。

阐述:证多见于慢性进展、迁延难愈者,以痰浊内蕴为主要表现,化痰为主要治则。若咳嗽重者加浙贝母、杏仁、桑白皮;喘鸣、咳痰清稀伴腰背胀痛者改用小青龙汤;伴腰膝酸软,下肢水肿,咳嗽痰多,腹胀者予以苏子降气汤;病久咳嗽夜甚,低热者用紫菀茸汤(人参、半夏、炙甘草、紫菀、冬花、桑叶、杏仁、贝母、蒲黄、百合、阿胶、生姜、水牛角粉)。

(四)气虚阴亏,痰瘀交阻

主症:胸痛隐隐或胸胁掣痛,胸闷,焦躁善怒,失眠心悸,面唇色黯,胃脘胀满,纳少,乏力,动则气短。舌黯红,苔黄或有瘀斑,脉沉弦或细涩。

治法:益气养阴,化瘀止痛。

处方:血府逐瘀汤加味。当归 15 g,生地 18 g,党参 12 g,桃仁 12 g,赤芍 12 g,柴胡 9 g,枳壳 9 g,川芎 12 g,牛膝 9 g,红花 9 g,桔梗 9 g,炙甘草 6 g。

阐述:本型多见于晚期患者,以气虚阴亏为主,但其病理已呈肺痿,有瘀血内阻,故治用活血化瘀。伴咳嗽气急者,可加沙参 12 g、浙贝 9 g、瓜蒌 18 g;胃脘疼痛,干呕者可加香附 12 g、焦山栀 9 g、苏叶 9 g;胃脘疼甚者,加丹参 18 g、砂仁 9 g;咽干善饮者,加麦冬 15 g、芦根 30 g、木蝴蝶 6 g。

(五)五脏俱虚,气衰痰盛

主症:干咳气急,喘急气促,短气汗出,动则喘甚,心悸、憋闷异常,胸痛如裂,羸弱消瘦。舌红或红绛,少苔或无苔,脉细弱或细数。

治法:益气养阴,利窍祛痰。

处方:三才汤加味。人参(慢火单炖 1 小时)15 g,天门冬 30 g,生地黄 60 g,川贝母 12 g,桔梗 6 g,菖蒲 9 g。

阐述:本证已是本病的晚期表现,已有呼吸衰竭等垂危见症,当以益气养阴救逆为主。兼口干甚,舌红绛无苔干裂者加鲜石斛、鲜芦根、鲜玉竹;骨蒸潮热、盗汗者加秦艽、鳖甲、青蒿、知母,人参改用西洋参;病情较缓者可用集灵膏(生地、熟地、天冬、麦冬、人参、枸杞);如纳呆乏力,舌淡苔白,脉沉者改用香砂六君子汤;病情危重,大汗淋漓,精神萎靡,口开目合,手撒遗尿,脉微欲绝者,急用独参汤,取红参 30 g 或野山参 15 g 单炖喂服。

八、特色经验探要

(一)胸闷、气急辨治要点

胸中窒闷,呼气不得出,吸气不得入,烦闷异常为本病的典型症状特点,根据其病情发展,轻重情况不同,临床辨治有所不同。轻症患者病势较缓,只有剧烈活动时才感气急,但活动后休息很长时间仍不能缓解,因此患者常不敢跑步、疾步、上楼、登山。此时以肺气亏虚,阴津亏乏为主,治疗以养阴益肺为主,用沙参、麦冬、五味子、童参、陈皮、桑白皮、炒黄芩、桔梗、甘草等;病情较重者多感胸中憋闷异常,自感痰多不能咳出,胸闷气急不得缓解,此为痰浊壅滞上逆,予瓜蒌 30～60 g、薤白、半夏各 15～30 g,桂枝 10 g,干姜 6 g,细辛 3～6 g,黄芩 10 g,甘草 3 g 以辛开苦降,开胸豁痰;若口干咽燥、烦渴者为热痰瘀滞,上方重用枯黄芩 15～30 g,加猫眼草、蒲公英、十大功劳叶各 15～30 g;若见舌紫黯、杵状指加用丹参、当归、干地黄；重危患者烦渴、气急予人参煎浓汁与鲜生地、鲜石斛、鲜芦根、鲜麦冬、梨煎汁混合频服，以益气养液，急救其阴。

(二)单味中药的研究及选用

1.枯黄芩

清肺热首选枯黄芩，枯黄芩含有较高的黄芩酮、黄芩素，可抑制肥大细胞脱颗粒，阻断组胺及慢反应物质的释放，具有广泛的免疫调节作用，是治疗肺纤维化有前途的中草药。

2.丹参

丹参有保护肺毛细血管内皮细胞、肺Ⅱ型上皮细胞的作用，还有降低肺动脉高压的作用，这些重要的药理作用使其不仅对肺纤维化早期形成有一定治疗作用，而且可治疗晚期患者肺动脉高压症，已经证明丹参在预防放射性肺损伤造成的肺纤维化及平阳霉素引起的肺纤维化均有较好的保护作用。有人报道丹参的有效单体IH764-3对博莱霉素所致大鼠肺纤维化具有明显的预防和治疗作用，电镜观察证实治疗组肺胶原形成细胞数量、炎性细胞渗出、胶原纤维和弹力纤维都较模型组明显减少。进一步研究表明IH764-3可抑制肺泡巨噬细胞分泌成纤维细胞生长因子，并对肺泡巨噬细胞刺激成纤维细胞增殖有阻断或抑制作用。

3.川芎、当归

有学者对博莱霉素造模大鼠腹腔注射川芎嗪注射液、当归注射液，并设正常组及模型组，各组均于4周后处死，作组织病理学检查，并用电子计算机图像分析仪进行肺泡炎和肺间质纤维化定量分析，结果川芎嗪治疗后肺泡炎和肺间质纤维化明显减轻，当归次之。提示中药川芎嗪、当归治疗肺间质纤维化疗效满意，不良反应小，为肺纤维化的中药治疗提供了依据。

4.苦参碱

对肺间质纤维化大鼠的保护作用。苦参碱能减轻BLM(博莱霉素)诱导的大鼠肺纤维化，这种作用有可能通过改善BLM大鼠体内氧化应激状态，减轻肺间质纤维化大鼠PBMCsDNA损伤实现的。

5.桑叶

在治疗丝虫病晚期形成的象皮腿取得疗效，可减少纤维增生和组织机化，有人已用于本病的治疗。

6.半夏

有止咳、化痰作用，在小青龙汤、杏苏散、射干麻黄汤、苏子降气汤、清气化痰汤、涤痰汤、金水六君煎中均有半夏，用于矽肺纤维化的防治亦取得了较好的疗效。

7.防己

己椒苈黄丸在《金匮要略》中有行气逐饮之效,用于饮邪壅逆、口舌干燥、喘咳胀闷等症。防己含汉防己甲素,有舒松肌肉的作用,近年对矽肺研究发现本药是治疗矽肺导致的肺组织纤维化的有效药物。主要作用是防止肺组织中前胶原和糖胺多糖(GAG)向细胞外分泌,并能与铜离子络合,阻止不溶性胶原的形成,降低矽肺组织中胶原、GAG 及脂类含量,使形成矽肺的主要成分下降,汉甲素还能与矽肺病灶中胶原蛋白、多糖及脂蛋白结合并使之分解,故可见到降解的胶原及低分子肽出现。

8.甘草

《金匮要略》中之甘草干姜汤"治肺痿吐涎沫而咳者,其人不渴,必遗尿,小便数。所以然者,以上虚不能利下故也。此为肺中冷,必眩,多涎唾,甘草干姜汤以温之。"甘草中含有大量甘草次酸,有类肾上腺皮质激素作用,还含有 LX 成分,可抑制 IgE 和组胺合成。临床应用有止咳平喘、抗过敏、抗感染等诸多药理作用,是治疗肺纤维化较理想的中草药,但应用量不宜过多(不超过 12 g),量大长期应用可引起水肿及胃酸过多。

9.秋水仙碱

本药在体外和动物模型中可抑制胶原形成和调节细胞外基质;在结节病或 IPF 患者培养的肺泡巨噬细胞中,也可抑制巨噬细胞源性的生长因子和纤维连接素的释放。口服秋水仙碱 0.6 mg,每天 1 次或 2 次,用于 IPF 的治疗或对激素抵抗的患者,可单用或与免疫抑制剂合用。

10.雷公藤

有人观察雷公藤 T4 单体腹腔注射对肺纤维化模型大鼠肺组织病理及肺羟脯氨酸含量,结果表明雷公藤 T4 单体可使肺泡炎和肺纤维化程度有所减轻,并使肺羟脯氨酸含量下降,说明 T4 单体具有一定的抗肺纤维化的疗效。

11.大蒜

大蒜素可稳定溶酶体,减少毛细血管通透性,减轻局部渗出,减少纤维化的形成。已有人配合肾上腺皮质激素用于肺纤维化的治疗。

在防己科植物粉叶轮环藤中提取的酚性生物碱成分对大鼠实验性矽肺有较强抑制胶原纤维形成的作用。从贵州细叶十大功劳叶中提取生物碱也具有相同作用。日本学者发现在激素治疗本症过程中,柴胡厚朴汤具有防止激素受体招致抑制作用。以上药物选用的原则,仍以辨证治疗为主,因为许多药物是辨治主方中常用药物,如黄芩、丹参等,长期使用也无毒副作用,治疗效果也很确切。

九、西医治疗

(一)肾上腺糖皮质激素

IIP 的发病涉及类证和免疫反应所致肺损伤,产生大量促纤维化生长因子导致纤维化,而 GC 对炎性和免疫反应有抑制作用,但对纤维化则失去有效作用,因此要采取早期用药、控制病情最小剂量、长期维持用药的方法,以求有效控制病情的进展。使用该药的依据是患者肺部炎症进展(复查肺部 X 片炎症进展或者患者呼吸困难明显加重伴剧烈阵发咳嗽或者肺底部爆裂音),这证明患者自身产生肾上腺皮质激素已不能控制肺部非特异性炎症,需要加用外源性药物治疗,但大剂量用药会造成自身肾上腺皮质功能迅速衰退,常对患者病情不利,甚至使部分患者病情加重。通过 20 年临床治疗数百例患者的治疗,摸索出以下用药原则,使患者临床病控率提高,介绍如下,以临床供参考。

1.剂量

对缓慢隐匿进展(前后肺部 CT 片对照观察)无显著临床症状者建议给甲泼尼龙片 4 mg/d 或泼尼松 5 mg/d,晨顿服,并按随访病情变化予以调整剂量。对有近期肺部炎症进展者(依据临床表现为阵咳或呼吸困难加剧,近期肺部 CT 片有病变轻度进展者)根据病情给予甲泼尼龙片 4～8 mg/d,每天 2 次,或泼尼松 5～10 mg/d,每天 2 次。病情较重者(平地走动即感呼吸困难者)则根据病情适当加大剂量,甲泼尼龙片 12 mg/d,每天 2 次,或泼尼松 15 mg/d,每天 2 次,对严重者或 AIP、IPF 急性加重患者采用静脉冲击治疗(甲泼尼龙注射液 40～80 mg/d,每天 2～3 次)。

2.疗程

原则上开始用较大剂量,如中度或较重病情口服泼尼松 15～30 mg/d(其他制剂可折换相应剂量),待病情缓解后则减为维持剂量,连续用药 3 个月至半年,根据患者改善程度持续减药至停用。严重患者或 IPF 急性加重(AE-IPF)患者、AIP 患者静脉给药冲击治疗 5～10 天后,改甲泼尼龙片 12 mg/d,每天2～3 次或泼尼松 15 mg/d,每天 2～3 次,渐依据病情减至维持量。连续用药 6 个月至 1 年后根据临床肺功能评价、胸部 X 线、肺功能检查明显改善者即可继续减量至停药。部分患者需要用药 2～3 年以上才能随病情改善继续减量至停药。

3.合并用药

(1)百令胶囊 2 g,每天 3 次。

(2)中药辨证用药　参照以上辨证论治方法,每天1剂。

(3)假如病情需要静脉给肾上腺糖皮质激素时,需要同时与低分子肝素5 000 U皮下注射,每天1次,防止激素长期使用导致的动静脉血栓形成,应观察凝血指标。

(4)钙片和止酸剂　可防止骨质疏松、胃肠道不良反应等。

(5)对于肺部炎症进展明显者,常同时用3组中草药静脉给药——清热剂(苦参碱、穿心莲)、活血剂(丹参、川芎)、益气剂(参麦、参芪),可有效缓解患者病情的进展。

(二)免疫抑制剂

仅用于泼尼松疗效差者,可并用环孢素A、环磷酰胺、硫唑嘌呤等。

(三)抗纤维化药物

纤维化的发生初为炎细胞浸润释放细胞因子和炎性递质及生长因子等而致纤维化细胞增殖,胶原形成及基质沉积,至晚期为纤维化,故治疗应针对发病机制,吡非尼酮(pirfenidone)能抑制炎细胞因子,因而阻断纤维化的早期阶段,同时能抑制肺成纤维化细胞增殖、减少胶原合成、细胞外基质沉积,还能抑制巨噬细胞产生加重肺组织炎症损伤的血小板衍生生长因子(PDGF),并可能有类似自由基清除作用,故此药具有抗纤维化作用。剂量20～40 mg/kg,每天3次(最大剂量3 500 mg/d),有改善肺功能、稳定病情、减少急性发作等作用。

(四)疗效判定

1.反应良好或改善

(1)症状减轻,活动能力增强。

(2)胸部X线片或HRCT异常影像减少。

(3)肺功能表现TLC、VC、DLCO、PaO_2较长时间保持稳定。以下数据供参考:TLC或VC增加≥10%,或至少增加≥200 mL;DLCO增加≥15%或至少增加3 mL/(min·mmHg);SaO_2增加>4%;心肺运动试验中PaO_2增加≥0.5 kPa(4 mmHg)(具有2项或2项以上者认为肺生理功能改善)。

2.反应差或治疗失败

(1)症状加重,特别是呼吸困难和咳嗽。

(2)胸部X线片或HRCT上异常影像增多,特别是出现了蜂窝肺或肺动脉高压迹象。

(3)肺功能恶化。以下数据供参考:TLC或VC下降≥10%或下降≥200 mL;

DLCO 下降≥15％或至少下降≥3 mL/(min・mmHg)；SaO_2 下降≥4％,或运动试验中 $P_{(A-a)}O_2$ 增加≥0.5 kPa(4 mmHg)(具有 2 项或 2 项以上者认为肺功能恶化)。

疗效评定多数患者接受治疗 3 个月至半年以上。

(4)疗效尚不能肯定的药物:①N-乙酰半胱氨酸(NAC)和超氧化物歧化酶(SOD)能清除体内氧自由基,作为抗氧化剂用于肺纤维化治疗。NAC 推荐大剂量(1.8 g/d)口服。②γ 干扰素、甲苯吡啶酮、前列腺素 E_2 及转化生长因子等细胞因子拮抗剂,对胶原合成有抑制作用。③红霉素具有抗感染和免疫调节功能,对肺纤维化治疗作用是通过抑制 PMN 功能来实现的。主张小剂量(0.25 g/d)长期口服,但应观察不良反应。

(五)并发症的处理

1.低氧血症

予氧疗,需要时高浓度氧吸入,但要注意氧中毒,并注意给氧的温度、湿度以利于气体在肺泡中的交换。晚期常并有二氧化碳潴留,故应注意控制性给氧,并用血气分析或血氧饱和度仪监测,氧疗效果不佳时,要注意气道痰栓、酸碱失衡、呼吸肌疲劳等。

2.继发感染

因糖皮质激素的应用,继发感染常见,应及时选用适当的抗生素,有条件者应根据痰培养药敏情况用药,要静脉给药,足量,短疗程,联合用药。

3.心力衰竭

晚期患者常并发心力衰竭,应及时予以适当治疗和配合中医辨证治疗以缓解病情。

十、中西医优化选择

自 1935 年 Hamman 和 Rich 首次报告 4 例后,随着国内外的研究深入,本病已是一种较为常见的肺部疾病。在我国绝大多数本病患者为慢性过程。但是,在治疗上没有什么进展,一般认为本病在肺泡炎期,肾上腺皮质激素、免疫抑制剂对部分患者尚可予以控制,但进入纤维化期则治疗棘手,病死率很高。然而中医、中西医结合治疗本病已显示出很大的潜力,主要有下列几种措施。

(一)小剂量肾上腺皮质激素应用中的中西医优化问题

对病情隐匿、但变化较快,气急、胸闷、呼吸困难进行性发展的患者,一旦确定诊断必须尽早予以小剂量肾上腺皮质激素的治疗,这对提高本病的生存率非常重要,这是因为其肺泡炎症一旦发展为纤维化即很难治疗,而且目前尚未发现像肾上腺皮质激素一样能有效控制肺泡炎的有效中药。应用激素要小剂量、长疗程,不要轻易减量及停药,这一点十分重要,盲目减量会增加治疗难度。中医治疗的作用主要在于如何有效地控制肺泡炎及减少肾上腺皮质激素的不良反应。不良反应常见为使用激素后血黏度增加,糖代谢异常,脂肪积聚等。处理方法是同时应用治疗冠心病、动脉硬化的中药如复方丹参片、冠心苏合胶囊及中药红花、桃仁、赤芍、生地等。另外,使用激素后最常见的不良反应就是肺部易于感染,因此需加强预防,如每天定期房间紫外线照射,注意饮食、起居等,防病于未然,一有感冒症状及时予银柴散或抗生素。

长期服用激素者,胃肠道反应较多,特别是有溃疡者,故口服激素时即应嘱咐患者在饭后服药,并同时服用止酸剂,如中药浙贝、瓦楞子、海螵蛸等均有制酸作用。另外,加用补肾药物如六味地黄丸、金匮肾气丸,可使长期服用者,在激素减量时依赖性较少,"戒断症状"较轻,这可能与这些中药保护自身肾上腺皮质激素的分泌有关。同时,加用中药也应从增加药物疗效上考虑,如使用活血化瘀中药对瘢痕组织有修复作用。在肺纤维化治疗过程中,活血化瘀药物会增加血运使肾上腺皮质激素"直达病所"。软坚散结、活血化瘀药物的长期应用,对目前尚无治疗方法的已经发生纤维化的组织,将会起到较好的治疗作用,但尚无病理活检复查的报告,还有待进一步深入研究。

(二)西医诊断,中医治疗的设想

本病的诊断大多数患者依据临床病情和影像检查做出诊断。仅在必要时行肺活检,活检后可按 IIP 的西医分型予以诊断,而有的类型西药治疗尚无满意药物,且用肾上腺皮质激素及免疫抑制剂等不良反应较大,且许多治疗本病的药物又可致肺纤维化,如环磷酰胺、环孢素 A 等。因此,采用中医中药的治疗是可行的。单纯用中药治疗本病已有较明显的优势。现已证明,黄芩、瓜蒌、半夏、丹参、生地、甘草、桑白皮、防己、柴胡、葛根、厚朴等对本病有较好的治疗作用,可随证加减使用,也可制成成药服用。

十一、饮食调护

急重期患者饮食应清淡,多食新鲜富含汁液的水果、蔬菜,口咽干燥患者可予果汁,如梨汁、萝卜汁、藕汁及西瓜等。缓解期患者应少食海鲜、羊肉等发物,但要保持每天饮食有鲜猪肉、禽蛋及水果、蔬菜等。忌暴饮暴食。

参 考 文 献

[1] 史俊平.呼吸系统疾病的防治与护理[M].北京:科学技术文献出版社,2019.

[2] 平芬,韩书芝.呼吸系统疾病基础与临床[M].石家庄:河北科学技术出版社,2020.

[3] 马雨霞.临床呼吸系统疾病诊疗规范[M].北京:中国纺织出版社,2021.

[4] 李瑞书.呼吸系统疾病诊断思维及临床治疗[M].长春:吉林科学技术出版社,2019.

[5] 刘琳.呼吸系统疾病诊疗实践[M].北京:科学技术文献出版社,2020.

[6] 张晓菊.呼吸系统疾病诊治技术与临床实践[M].北京:科学技术文献出版社,2021.

[7] 张秀伟,邹良能.现代呼吸系统疾病基础与临床[M].长春:吉林科学技术出版社,2019.

[8] 安娜.呼吸系统疾病临床诊治与护理[M].天津:天津科学技术出版社,2020.

[9] 常静侠.呼吸内科常见疾病新规范[M].开封:河南大学出版社,2021.

[10] 李军.呼吸系统疾病基础与临床[M].北京:科学技术文献出版社,2019.

[11] 刘惠莲,李勤,黄玉民.现代呼吸系统疾病诊疗学[M].长春:吉林科学技术出版社,2020.

[12] 王为光.现代内科疾病临床诊疗[M].北京:中国纺织出版社,2021.

[13] 李先华.呼吸系统疾病诊治方法[M].长春:吉林科学技术出版社,2019.

[14] 任江.新编呼吸系统疾病诊断与治疗[M].长春:吉林科学技术出版社,2020.

[15] 黄佳滨.实用内科疾病诊治实践[M].北京:中国纺织出版社,2021.

[16] 王少青.常见呼吸系统疾病与保健[M].哈尔滨:黑龙江科学技术出版社,2019.

[17] 林卫涵.呼吸系统疾病诊治与重症监护[M].北京:科学技术文献出版

社,2020.

[18] 李圣青.呼吸危重症临床实践手册[M].上海:复旦大学出版社,2021.

[19] 汤凤莲.呼吸系统疾病诊疗新进展[M].北京:中国纺织出版社,2019.

[20] 邱菊.实用呼吸系统疾病诊疗思维与实践[M].哈尔滨:黑龙江科学技术出版社,2020.

[21] 赵晓宁.内科疾病诊断与治疗精要[M].开封:河南大学出版社,2021.

[22] 穆林.呼吸系统疾病诊疗[M].北京:科学技术文献出版社,2019.

[23] 杨晓东.临床呼吸内科疾病诊疗新进展[M].开封:河南大学出版社,2020.

[24] 金琦.内科临床诊断与治疗要点[M].北京:中国纺织出版社,2021.

[25] 于得海.临床呼吸系统疾病诊疗新进展[M].北京:科学技术文献出版社,2019.

[26] 赵庆厚.现代呼吸病的诊断治疗进展[M].北京:中国纺织出版社,2020.

[27] 尉伟,郭晓萍,杨继林.常见疾病诊疗与临床护理[M].广州:世界图书出版广东有限公司,2020.

[28] 田刚.呼吸系统疾病诊疗精要[M].长春:吉林大学出版社,2019.

[29] 何权瀛.呼吸内科诊疗常规[M].北京:中国医药科技出版社,2020.

[30] 杨敬平.呼吸重症疾病的诊断与治疗[M].北京:科学技术文献出版社,2018.

[31] 姜自绘.呼吸系统疾病基础与临床[M].北京:科学技术文献出版社,2019.

[32] 孙久银.临床大内科常见疾病诊治[M].沈阳:沈阳出版社,2020.

[33] 李欣吉,郭小庆,宋洁,等.实用内科疾病诊疗常规[M].青岛:中国海洋大学出版社,2020.

[34] 魏丽.现代呼吸科临床疾病诊疗新进展[M].汕头:汕头大学出版社,2019.

[35] 刘心悦,蒋荣猛.儿童流行性感冒抗病毒药物研究进展[J].中华儿科杂志,2019,57(4):313-316.

[36] 雷凯春,岳红梅,周婷婷.特发性肺间质纤维化治疗新进展[J].中国呼吸与危重监护杂志,2019,18(2):199-203.

[37] 赵文驱,黄敏於,李博厚,等.哮喘合并支气管扩张流行病学及诊治现状分析[J].实用医学杂志,2019,35(22):3427-3430.

[38] 张毛为,陈碧,朱洁晨,等.不同肥胖程度阻塞性睡眠呼吸暂停低通气综合征患者的临床特征研究[J].中国全科医学,2020,23(22):2809-2814.

[39] 岳伟岗,张莹,蒋由飞,等.俯卧位通气对急性呼吸窘迫综合征患者的影响[J].中国呼吸与危重监护杂志,2019,18(6):532-536.